Brigitta Klingel

Gesundheit für die Zellen
Soja-Lezithin

Lebenselixier Lezithin – natürlicher Schutz von innen.
Für starke Nerven, ein gutes Gedächtnis und ein stabiles Immunsystem

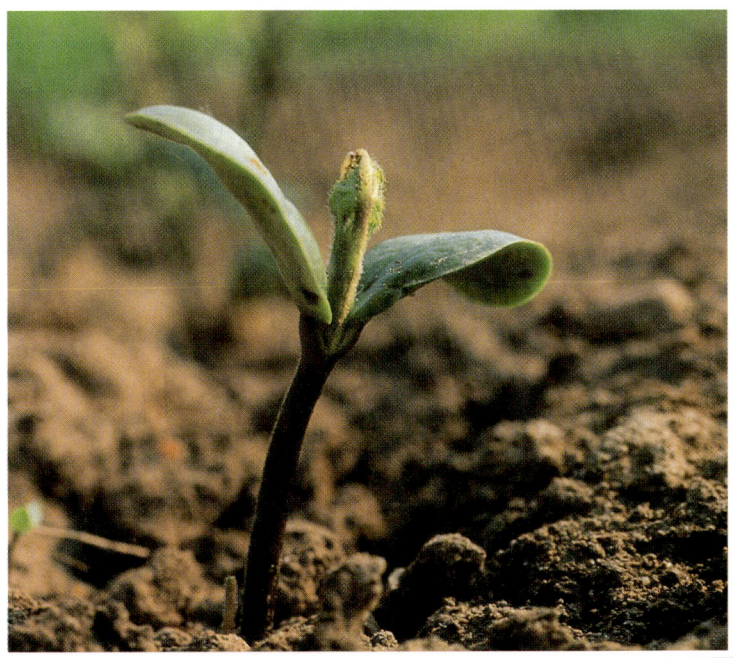

Südwest

Inhalt

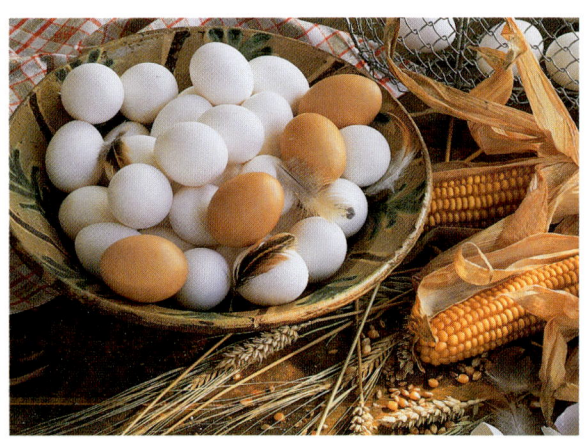

Im Hühnerei wurde bereits früh Lezithin nachgewiesen.

Lezithin in Cremes und Lotionen sorg[t] für eine schön[e] frische Haut.

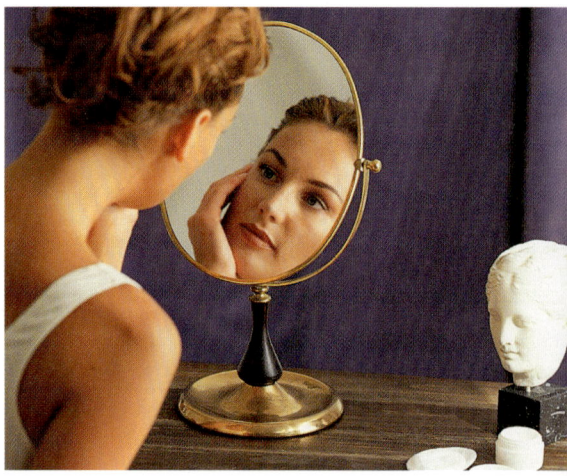

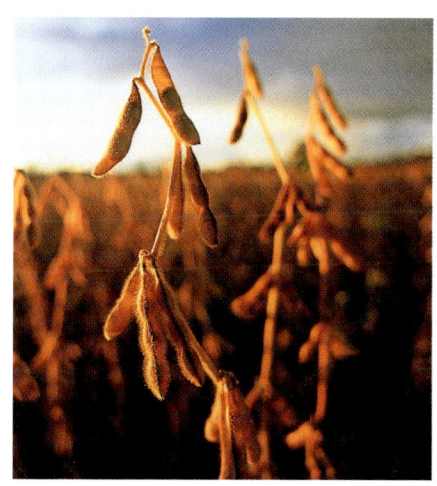

*Die Soja-
pflanze ist die
Hauptquelle
für pflanz-
liches Eiweiß,
Öl und
Lezithin.*

*Amerikani-
scher Spinat-
salat mit
der kräftigen
Würze der
Kräuter.*

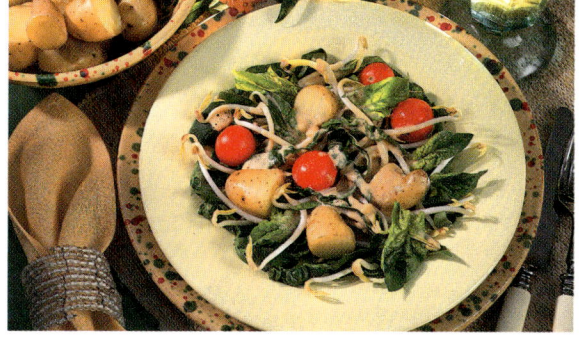

Vorwort

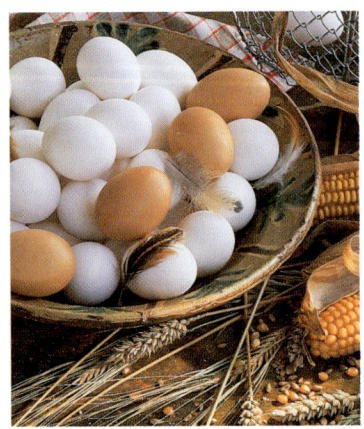

Das Hühnerei, dessen Inhaltsstoffen seit Jahrhunderten kräftigende und aufbauende Wirkungen nachgesagt werden, war eines der ersten Lebensmittel, in denen Lezithin nachgewiesen wurde.

Wenn Sie Ihrer Ernährung Lezithin zufügen, beschleunigen Sie den Heilungsprozess vieler Störungen und können am eigenen Körper erfahren, wie diese Substanz Ihre Gesundheit verbessert.

Wecken Sie Ihren Körper auf! Heben Sie den größten Schatz Ihres Lebens: Ihre Gesundheit und Jugendfrische. Beleben Sie Ihren Geist, und erfreuen Sie sich gesunder, aktiver Gehirnfunktionen. Reinigen Sie Ihren Organismus von Ablagerungen, und genießen Sie den Schwung jugendlicher Vitalität. Und das alles in kürzester Zeit.

Die Zauberformel dafür heißt Lezithin. Es wirkt auf den menschlichen Organismus wie der Kuss des Prinzen, der Dornröschen wachküsst und aus dem langen Schlaf erweckt. Ähnlich »schläft« unser Organismus unter der ermüdenden Last von Fettablagerungen in Organen und an den Arterienwänden. So belastet kann er einfach nicht richtig funktionieren und kreiert alle möglichen Symptome, die als Hilferufe an uns gerichtet sind. Die Lösung der aus Lezithinmangel entstandenen Probleme wäre so einfach, doch wie so oft fehlen die Informationen, um die Hilferufe des Körpers richtig einzuordnen.

Das Wissen um den Stoff Lezithin und seinen Nutzen schlummert leider ebenfalls. Dabei ist es so einfach, den Körper mit der erstaunlich wirksamen Substanz, die in vielen Nahrungsmitteln vorzufinden ist, zu regenerieren. Dieser vielseitige Stoff rüttelt Körper und Geist wach. Sie werden wieder jugendliche Kraft ausstrahlen und sich wie neu geboren fühlen.

Am Anfang war das Ei

Seit ewiger Zeit steht das Ei als Symbol werdenden Lebens. Die bunten Eier zu Ostern sind das Sinnbild ewigen Lebens und wurden ins Christentum übernommen, um uns an unsere Wiedergeburt zu erinnern. In früherer Zeit sagte man dem Ei magische Kräfte nach, und noch vor einer Generation hielt man das Hühnerei für eines der wertvollsten Nahrungsmittel. Man verabreichte es ausgezehrten, unterernährten Patienten, die sich damit sichtbar schnell erholten. Mag sein, dass es diese Gedanken waren, die den französischen Wissenschaftler Prof. Dr. Maurice Gobley so unermüdlich und intensiv nach den Inhaltsstoffen des Hühnereis forschen ließen. Wir wissen auch nicht, wie viel Zeit zwischen der ersten Idee bis zur Veröffentlichung seiner Analysen verstrichen ist; wir kennen jedoch das Jahr, in dem er seine Studien der Öffentlichkeit vorlegte.

1850 erschien sein Artikel in der renommierten Fachzeitschrift »Journal de Pharmacie et de Chimie«. Er berichtete dort über seine Entdeckung, dass ein und derselbe Stoff in jeder menschlichen Zelle, in den menschlichen Gewebestrukturen, im Gehirn, in der Leber, in den Nieren und im Herz nachgewiesen werden kann. Prof. Dr. Gobley kam zu dem Ergebnis, dass es dieser Stoff sein musste, aus dem jedes Leben entsteht, dass diese Substanz verantwortlich für das reibungslose Funktionieren des menschlichen Organismus ist.

Er erkannte als Erster den Zusammenhang von Eigelb und diesem Grundstoff, den er Lezithin nannte, abgeleitet von Lekithos, dem griechischen Wort für Eigelb.

Lezithin kommt in vielen pflanzlichen und tierischen Lebensmitteln vor.
Vor 140 Jahren konnte Lezithin erstmals im Eigelb nachgewiesen werden – damit war der Grundstein für weitere Forschungen gelegt.

Heilung mit Lezithin – gestern und heute

Man sah das Hühnerei als einzige Quelle an, aus der Lezithin gewonnen werden konnte. Prof. Dr. Gobley und Kollegen seiner Zeit extrahierten das Lezithin aus dem Eigelb und verabreichten es Patienten, die an Lezithinmangel litten. Das Lezithin, das aus dem Eigelb gewonnen wurde, zersetzte sich allerdings unter Luft- und Wärmeeinwirkung, verdarb sehr schnell und führte zu weiteren gesundheitlichen Problemen. Spätestens seit der Entdeckung des Cholesterins würde kein Mediziner mehr auf den Gedanken kommen, Patienten mit Lezithin aus Hühnereiern zu behandeln. Heutzutage können wir von dem hochwertigen Lezithin der Sojabohne gesundheitlich profitieren, ohne störende Nebenwirkungen erwarten zu müssen.

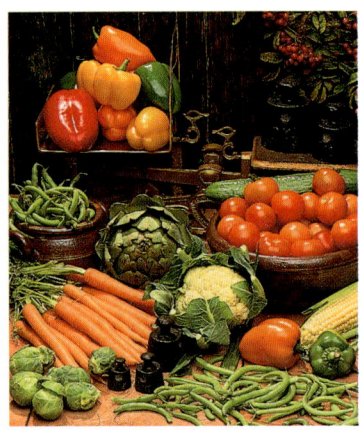

Lezithin kommt sowohl in pflanzlichen als auch in tierischen Lebensmitteln vor. Gemüse, Getreideprodukte, Nüsse und Sojabohnen liefern reichliche Mengen davon.

Lezithin – das Multitalent

Moderne Erkenntnisse

Heute verfügen wir über eine Reihe wichtiger Erkenntnisse über den Wert des Sojalezithins und die technische Möglichkeit, es preiswert herzustellen. Auch die Erforschung der Symptome von Lezithinmangel ging seit der Entdeckung des Lezithins durch Prof. Gobley unermüdlich weiter, und besonders Prof. Dr. Hahnemann, der Begründer der Homöopathie, entdeckte wesentliche Eigenschaften des Lezithins.

Lezithin – Funktionen im Organismus

Unser Körper besteht aus Trillionen von Zellen – und fast jede davon enthält Lezithin, denn der gesamte Organismus benötigt Lezithin, um zu überleben. Indem es dazu beiträgt, Fette und Cholesterin aufzulösen, startet Lezithin eine Reinigungsreaktion. Der Wissenschaftler und Forscher Howard E. Hill beschreibt in seinem Buch »Introduction to Lecithin«, wie Lezithin als Emulgator des Körpers wirkt. Es hält Cholesterin und andere Fette, die frei durch Arterienwände in den Körper wandern können, fest. Damit wirkt es schützend der Arterienverkalkung entgegen, die entsteht, indem sich Cholesterin verhärtet und sich an den Wänden der Blutgefäße ablagert.

Diese Ablagerung kann so dicht werden, dass die Blutzirkulation in höchstem Maß erschwert oder gar durch einen Pfropfen gänzlich lahmgelegt wird. Die Folge könnte ein Herzinfarkt oder Schlaganfall sein. Lezithin wirkt also als Schutz gegen Arteriosklerose und Herzinfarkt.

Im menschlichen Organismus erfüllt Lezithin zahlreiche, sehr wichtige Funktionen; deshalb ist es nicht verwunderlich, dass es in nahezu jeder Körperzelle vorhanden ist.

Heilkraft von Lezithin nach Dr. Chen

Der Chemiker und Forscher Philip S. Chen, Ph. D., Autor von »Heart Disease: Cause, Prevention and Recovery« (Herzkrankheiten: Ursachen, Prävention und Heilung) und »Soybeans for Health and a Longer Life« (Sojabohnen für Gesundheit und ein längeres Leben) hat sich explizit mit dem Thema »Lezithin« und seiner Heilkraft auseinandergesetzt. Für Lezithin als natürliches Medikament spricht u. a. folgende Aussage Dr. Chens: Er schreibt, dass »Lezithin ein Naturprodukt ist, das in fast allen Zellen im Pflanzen- und Tierreich vorkommt. Im menschlichen Körper befinden sich die größten Mengen in Gehirn und Nervengewebe, im Herzen, den Nieren und Endokrindrüsen«. Anhand seiner Forschungsergebnisse führt Dr. Chen vor allem die folgenden neun herausragenden Eigenschaften und Heilfaktoren von Lezithin auf.

Im Stoffwechsel kommt dem Lezithin eine tragende Rolle zu: Das Nahrungsfett und die fettlöslichen Vitamine A, D, E und K können mit Hilfe von Lezithin vom Körper besser aufgenommen werden. Gleichzeitig verhindert Lezithin, dass ein Übermaß an Fett im Gewebe eingelagert wird.

Verringerung der Oberflächenspannung

Lezithin ermöglicht durch seine emulgatorische Wirkung eine Verringerung der Oberflächenspannung von wasserhaltigen Lösungen. Der Grund hierfür ist, dass eine Hälfte des Lezithinmoleküls Fett bevorzugt, während die andere von Wasser angezogen wird.

Bessere Aufnahme von fettlöslichen Vitaminen

Mit Hilfe von Lezithin werden die fettlöslichen Vitamine A, D, E und K aufgeschlossen und dem Organismus als Nährstoffe zur Verfügung gestellt.

Optimaler Fettstoffwechsel

Das Enzym Lezithinase, das im Körper produziert wird, setzt Cholin frei, um die Einlagerung von Fett in der Leber zu verhindern. Wird Cholin in Form von Lezithin zusätzlich eingenommen, können die in den Organen bereits abgelagerten Fette wieder entfernt und abtransportiert werden.

Lezithin enthält lipotrope Wirkstoffe

Lipotrope Substanzen werden gebraucht, um Fette abzubauen. Sowohl Cholin als auch Inosit, beide lipotrope Stoffe, sorgen für einen intakten Fettstoffwechsel.

Linderung von Hautproblemen

Aufgrund seiner heilenden und beruhigenden Wirkung ist Lezithin ein wichtiger Bestandteil in vielen Körperpflegemitteln wie Hautcremes, Lotionen, Seifen und Shampoos.

Sojalezithin absorbiert Fette und wirkt dadurch hilfreich bei der Behandlung von Schuppenflechte, trockener Haut, Ekzemen, Skleroderma (verhärteter Haut), altersbedingter Verkümmerung der Haut, Seborrhea, Akne und Verwachsungen von Narben.

Hilfe bei Diabetes mellitus

In manchen Fällen konnte durch die Einnahme von Lezithin der Insulinspiegel normalisiert werden. Lezithin verhilft zu einem besseren Kohlenhydratstoffwechsel und entlastet damit die Bauchspeicheldrüse.

Problemlose Verdauung

Durch Lezithin werden Fette besser absorbiert, und das Auftreten von Durchfällen, die durch fehlerhafte Verdauung von Fetten und Kohlenhydraten entstehen können, wird verhindert.

Verbesserte Leberfunktion

Sojalezithin trägt dazu bei, positiv auf den gestörten Fettstoffwechsel einzuwirken, was wiederum eine Entlastung bei Leberfunktionsstörungen bedeutet.

Schutz für die Nieren

Chronischer Mangel an Cholin oder anderen lipotropen Stoffen ist oft die Ursache für Fettablagerungen in den Nieren. Dadurch wird die Nierenfunktion beeinträchtigt, und gleichzeitig werden die Nieren überlastet, die nach einiger Zeit mit Degenerationserscheinungen darauf antworten können. Dem beugt Lezithin mit seinem hohen Anteil an lipotropen Substanzen vor.

Weitere Expertenstimmen zum Thema »Lezithin«

Dr. Chen entdeckte in seinen Untersuchungen noch weitere Heilwirkungen des Multitalents Lezithin in bestimmten Spezialgebieten, beispielsweise das Verhältnis zwischen Lezithin und den männlichen und weiblichen Geschlechtshormonen.

Aber nicht allein Dr. Chen, sondern auch vielen anderen internationalen Forschern verdanken wir das heutige Wissen um die Vielfalt der Einsatzmöglichkeiten von Lezithin in der Naturmedizin. So ist der positive Einfluss von Lezithin auf den gesamten menschlichen Organismus in zahlreichen wissenschaftlichen Studien nachgewiesen worden. Die Heilerfolge zeigt die folgende Auswahl klinischer Berichte.

Reduktion von Cholesterin und Fett

Durch die Hilfe eines Bestandteils von Lezithin namens Sitosterol oder Sojasterol ist Lezithin dazu fähig, den Cholesterinspiegel zu senken, indem es harte Ablagerungen, die sich bereits in den Arterien angehäuft und festgesetzt haben, aufbricht (Geriatrics, Januar 1958). Gleiches gilt für die Anhäufung von Fett an den Arterienwänden. Bereits abgelagertes, verhärtetes Fett wird verflüssigt und beseitigt.

Fett- und Cholesterinablagerungen an den Gefäßwänden erschweren die Blutzirkulation in höchstem Maß. Im schlimmsten Fall können abgelöste Partikel den Blutfluss gänzlich zum Erliegen bringen, Herzinfarkt oder Schlaganfall sind die Folgen.

Steigerung der Abwehrkräfte

Lezithin erhöht die Vorräte an Gammaglobulin im Blut, was zu einer besseren Immunität gegen infektiöse Krankheiten beiträgt (Dr. Meyer-Friedman, Dr. Sanford Byers, Dr. Ray Rosenman und Forscherkollegen in San Francisco).

Regenerierung und Revitalisierung des Gehirns

Im Gehirn wird Lezithincholin in Azetylcholin umgewandelt, eine Substanz, die Informationen von einer Nervenzelle an eine andere weiterleiten kann. Mit der Einnahme von Lezithin wird

9

die Regenerierung und Revitalisierung von trägen Gehirnzellen ermöglicht. Innerhalb von acht Wochen wurde die normale Gehirnfunktion wiederhergestellt. Mit dieser Studie konnte gleichzeitig nachgewiesen werden, dass bei Patienten mit mangelnder Gehirnfunktion der Lezithingehalt im Gehirn deutlich zu niedrig war (Raymond Bernard, Ph. D., »The Secret of Rejuvenation«).

Stärkung von Nerven, Drüsen und Sexualität

Ärzte aus einigen europäischen Ländern berichten, dass die Einnahme von Lezithin sexuelle Schwächen, Drüsenerschöpfung und Nervenkrankheiten korrigiert.

Steigerung der Fortpflanzungskraft

Es ist besonders interessant, dass die männliche Fortpflanzungsflüssigkeit enorm viel Lezithin enthält, wie Dr. Chen herausfand. Das männliche Sexualhormon Testosteron wird aus dem im Lezithin enthaltenen Sitosterol gewonnen. Dr. Chen kam in seinen Studien zu folgendem Ergebnis: »Dieses Hormon fördert das Wachstum und die Funktion der männlichen Sexualorgane sowie die Entwicklung der Sexualeigenschaften.«

Hilfe bei Frauenleiden

Dr. Chen wies nach, dass dieses Sitosterol – auch Sojasterol genannt – Menstruationsbeschwerden lindern kann und vor Fehl- oder Frühgeburten schützt.

Beseitigung von Hautverfärbungen

Es wird empfohlen, täglich drei bis fünf Gramm reines Lezithin mit der Nahrung zuzuführen. Vollkorn- und speziell Weizenkeimbrote sind gute Quellen.

In einem Studienfall wurde Lezithin unter ärztlicher Kontrolle hoch dosiert gegen braune Hautverfärbungen und Flecken auf der Haut und um die Augen verabreicht. Die Intensität der Flecken wurde zunächst abgeschwächt, und schließlich verschwanden sie ganz. Denn die Ursache für diese Art der Hautveränderung waren Fettablagerungen, die das Lezithin auflösen und abtransportieren konnte (»Der fettarme Weg zu Gesundheit und einem längeren Leben« von Dr. Lester M. Morrison).

Gegen Alterung und Verletzung der Haut

Alternde Haut wirkt durch Lezithingaben wieder jugendlich frisch und gewinnt bei regelmäßiger Anwendung ihre Elastizität und Spannkraft zurück. Außerdem können auch Hautprobleme, die auf einem gestörten Fettstoffwechsel beruhen, durch die Einnahme von Sojalezithin korrigiert werden (Dr. Francis M. Pottenger, Jr., »Transactions of the American Therapeutic Society«, Band 43).

Auf der Haut beschleunigt Lezithin den Heilungsprozess nach Verbrennungen, Verletzungen und Insektenstichen. Es fördert den Zellaufbau und die Reparatur der verletzten Zellen und vermindert den Schmerz.

Beseitigung von Hautunreinheiten

Durch die Einnahme von Sojalezithin konnten Unreinheiten der Haut beseitigt werden, denn Lezithin entfaltet auch von innen seine Wirkung. Aber auch Hautprobleme, wie z. B. Akne, Ekzeme und sogar Schuppenflechte, konnten damit gelöst werden. (New York Journal of Medicine, 15. November 1950).

Lezithin spendet der Haut Feuchtigkeit und das benötigte Fett. Das schützt die Haut vor dem Austrocknen und verhindert die vorzeitige Faltenbildung und Alterung.

Nicht nur die Einnahme, sondern auch die äußerliche Anwendung von Lezithin sorgt für eine schöne, frische Haut. Vielen Cremes und Lotionen wird aus diesem Grund dieser wertvolle Stoff beigemischt.

Die Lezithinquellen

Lezithin spielt im Organismus eine wesentliche Rolle beim Verstoffwechseln von Fett und anderen Nährstoffen. Nur eine ausgewogene Ernährung stellt sicher, dass der Körper mit allen erforderlichen Rohstoffen versorgt wird, damit er seinen Aufbau- und Reparaturarbeiten nachkommen kann.

Pflanzliche Lezithinquellen

Folgende pflanzliche Lebensmittel enthalten Lezithin in größeren Mengen: unverarbeitete Samen, Nüsse, Getreide, unraffinierte Samenöle, Hülsenfrüchte – besonders Sojabohnen –, grünes Blattgemüse, Weizenkeime, Frischmilch und Bierhefe.

Meist reicht jedoch die Verwendung dieser Nahrungsmittel nicht ganz, um den Tagesbedarf von 500 bis 1000 Milligramm zu decken.

Die Kraft von Sojalezithin

In seiner klassischen Arbeit »Soybeans for Health and a Longer Life« sagt Dr. Chen: »Der Gehalt an Phosphatid oder Lezithin (einschließlich Cephalin und Inositol) der Sojabohne beträgt über drei Prozent. Diese Menge ist größer als in irgendeiner anderen Pflanze und entspricht der Menge und Qualität des Eigelbs, jedoch ohne dessen gefährliche Nebenwirkung für den Cholesterinwert und seine gesundheitsschädlichen Bakterien.«

Lezithin ist ein wichtiger Bestandteil aller Organe, besonders des Gehirns, des Nervengewebes, des Herzes, der Leber und der Nieren. In medizinischen Studien wurde ermittelt, dass in diesen Organen der Prozentsatz an Lezithin ansteigt, wenn wöchentlich drei bis vier Mahlzeiten aus Sojabohnen gegessen werden. Man kann folglich Sojabohnen als Nerven- und Gehirnnahrung ansehen. Nervenstärkenden Präparaten werden nicht umsonst sehr häufig Sojaprodukte zugesetzt. Verwenden Sie

Reines Sojalezithin wird ohne chemische Zusätze hergestellt, weder gebleicht noch anderweitig verändert und auch nicht künstlich konzentriert. So bleiben alle Nährstoffe der Sojabohne im natürlichen und ausgewogenen Verhältnis.

also regelmäßig Sojabohnen in Ihrer Ernährung, z. B. in Form von Tofu, gekeimten Sojabohnen oder selbst zubereiteter Sojamilch. Damit erhalten Sie viel wertvolles Lezithin, völlig naturbelassen und ohne technischen Einsatz gewonnen.

Lezithinquellen tierischen Ursprungs

Neben dem bereits erwähnten Eigelb gibt es noch zahlreiche andere tierische Produkte, die reichlich Lezithin enthalten. Besonders hoch ist der Gehalt in Innereien wie Leber, Hirn, Nieren und Herz.

Um den täglichen Lezithinbedarf rein über die Nahrung zu decken, müssten Sie sehr viel Eigelb zu sich nehmen. Das hätte aber wiederum den Nachteil, dass damit auch entsprechend viel Fett und Cholesterin aufgenommen werden.

Da aufgrund der BSE-Seuche und anderer Skandale immer weniger Fleisch – besonders Innereien – verzehrt werden, ist auch diese Quelle nicht mehr ausreichend. Somit leiden auch Nichtvegetarier an Lezithinmangel und sollten Ihrer Nahrung ebenfalls Sojalezithin zusetzen.

Lezithinräuber

● Durch die kommerzielle Verarbeitung der oben aufgeführten, pflanzlichen Nahrungsmittel wird das wertvolle Lezithin häufig entfernt oder teilweise zerstört.

● Kaffee und Tee gelten als Feinde von Lezithin.

● Auch schwefelhaltige Medikamente reduzieren die meist schon zu knappen Lezithinvorräte.

● Ein weiterer Lezithinräuber ist Alkohol.

● Aber selbst wenn kein Alkohol konsumiert wird, kann es vorkommen, dass mangels ausreichender Verdauungskräfte Fäulnis- und Gärprozesse im Darm stattfinden. Das kann die Leber schwer belasten und wirkt ebenso störend auf den Lezithinhaushalt, ähnlich wie Alkoholkonsum.

Tierische Lebensmittel liefern ebenso wie pflanzliche Produkte Lezithin, mit dem entscheidenden Unterschied, dass Erstere daneben auch größere Cholesterinmengen enthalten.

Sojalezithin

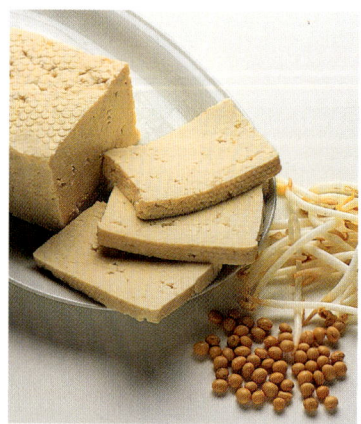

Das aus der Sojabohne gewonnene Lezithin ist zweifelsfrei das wirkungsvollste. Wer wöchentlich zwei bis drei Mahlzeiten aus Sojabohnen zu sich nimmt, kann mit einer geringen, jedoch ständigen Versorgung mit Lezithin rechnen. Sojabohnen eignen sich hervorragend für Eintöpfe, Salate, Suppen oder Bratlinge. Auf diese Weise erhalten Sie das Lezithin auf die natürlichste Weise – und völlig unverfälscht. Daneben werden Sojamilch und Tofu immer beliebter, und auch diese Sojaprodukte liefern Ihnen wertvolles und natürliches Lezithin. Für eine ausreichende Lezithinzufuhr reicht das jedoch nicht aus. Um Mangelerscheinungen auszuschließen, empfiehlt es sich, zusätzlich konzentriertes Lezithin in Form von Lezithingranulat oder Lezithin flüssig als Nahrungsergänzung zu sich zu nehmen.

Mit Sojaprodukten in Form von Sprossen oder Tofu kann ein Großteil des täglichen Lezithinbedarfs gedeckt werden.

Die Lezithingewinnung

Für die Gewinnung von Lezithin aus Sojabohnen bedarf es einer enorm großen Menge Sojabohnen. Für 300 Gramm Sojalezithin flüssig werden 150 Kilogramm Sojabohnen benötigt. Aus den Bohnen wird zunächst das Sojaöl gewonnen. Dabei fallen etwa 80 Prozent Sojaschrot und 20 Prozent reines Sojaöl an. Dieses Öl enthält die Phospholipide, auch Lezithin genannt, sowie eine Menge fettlöslicher Vitamine, insbesondere das wertvolle Vitamin E. Beim nächsten Verarbeitungsschritt werden die Lezithinbestandteile von den Fettbegleitstoffen getrennt. Dies geschieht, indem das Sojaöl mittels Wasserdampf erwärmt wird. Dabei quillt das Lezithin auf und löst sich vom Öl ab. Bei niedriger Temperatur wird nun das restliche Wasser entzogen, übrig bleibt das Lezithin, das in dieser natürlichen Form als Lezithin flüssig oder weiterverarbeitet als Granulat in den Handel kommt.

Sojabohnen gibt es in einigen Variationen, die am häufigsten verwendeten sind die gelben Sojabohnen und die grünen Mungbohnen. Greifen Sie nach Möglichkeit immer zu Produkten aus kontrolliertem Anbau.

Lezithingranulat

Lezithingranulat wird dann empfohlen, wenn der Organismus mit konzentrierten Dosen von Cholin und Inosit versorgt werden soll. In so einem Fall sollte aber das Lezithinprodukt mindestens einen Faktor von 80 Prozent aufweisen.

Wann aber benötigt nun der Körper größere Mengen an Cholin und Inosit?

- Bei Organverfettungen von Herz, Leber und Nieren
- Bei erhöhtem Cholesterinspiegel
- Bei Fettablagerungen an den Arterien

Bei all diesen Beschwerden und Krankheiten kann durch die Zufuhr von konzentriertem Lezithingranulat auf natürliche und sanfte Weise Abhilfe geschaffen werden.

Nährwertangaben

Exakte Nährwertangaben zu Lezithingranulat lassen sich hier nicht erstellen, denn es sind unterschiedliche Qualitäten auf dem Markt. Sie können als Verbraucher/in jedoch an Hand verschiedener Angaben selbst den Wert eines Granulats ermessen.

Auf den Faktor kommt es an

Wichtig: Vor dem Kauf eines Lezithingranulats sollten Sie unbedingt den so genannten Faktor prüfen! Dieser gibt Auskunft über den Anteil an Phosphatidylcholin, bezogen auf die Gesamtphospholipide. Daran erkennen Sie die Wirksamkeit des Granulats, denn je höher dieser Faktor ist, desto weniger Granulat müssen Sie zu sich nehmen. Damit Sie auch echte Qualität für Ihr Geld bekommen, greifen Sie nur zu einem Produkt, das Ihnen diesen Aufschluss gibt.

Granulate sind zwischen Faktor 20 und 90 im Handel, es gibt also enorme Unterschiede in Qualität und Wirksamkeit. So enthält z. B. ein Granulat mit dem Faktor 40 ungefähr 40 Prozent Phosphatidylcholin.

Schauen Sie genau hin, wenn es um die Aufschlüsselung der Nährwerte geht. Leicht durchschaubar sind die Angaben, wenn der Hersteller die Nährwerte von einem üblichen Maß, wie z. B. auf einen Esslöffel und nicht auf das Gewicht bezogen, angibt.

Bei Sojalezithin-Granulat handelt es sich nicht um eine Arznei, sondern um ein Lebensmittel. Allerdings sollte eine langfristige, hohe Dosierung nur unter ärztlicher Aufsicht eingenommen werden.

Das bietet Sojalezithin-Granulat

Inhaltsstoffe von Lezithingranulat je 100 Gramm (ca. 7 Esslöffel)	
Protein	4,53 g
Wasser	1,33 g
Ballaststoffe	Spuren
Phosphor	2140 mg
Kalium	170 mg
Magnesium	164 mg
Kalzium	92 mg
Eisen	6,5 mg
Kupfer	100 µg
Vitamin K	589 Einheiten
Vitamin A	100 Einheiten
Folsäure	60 g
Riboflavin	33 g
Pyridoxin	29 g
Niazin	12 g
Thiamin	11,5 g
Pantothensäure	5,6 g
Cholin	2,9 g
Inositol	2,1 g
(Quelle: A. E. Staley Mfg. Co., Decatur, Illinois/USA.)	

Lezithin flüssig

Alle Studien, in denen die Wirkung von Sojalezithin ermittelt werden sollte, wurden mit Granulat durchgeführt. Zusätzlich wurden Öle mit mehrfach ungesättigten Fettsäuren eingenommen, um das ganze Spektrum der Heilkraft von Sojalezithin zu erhalten. Dabei ist es wesentlich einfacher, das Lezithin in seiner ursprünglichen Form zu sich zu nehmen.

Lezithin flüssig ist jedoch nicht jedermanns Geschmack. Und das, was so wertvoll im Lezithin flüssig ist, nämlich der pflegende, heilende Balsam, der sich wie ein Film auf die Schleimhäute legt – auch dieses Gefühl wird von vielen Patienten abgelehnt. Das bedeutet jedoch nicht, dass man auf das kostbare Naturmittel verzichten sollte. Es ist sinnvoll, das flüssige Lezithin sooft wie möglich in der Küche zu verwenden. Mischen Sie es in Salate, Gemüsegerichte, Dips, Desserts oder Drinks. Lassen Sie sich von den Ideen in unserem Rezepteteil inspirieren.

Nährwertangaben

Lezithin flüssig, das unbearbeitete, natürliche Lezithin, sollte mindestens 60 Prozent Phosphatide enthalten. Alle Produkte, die unter Faktor 60 liegen, also weniger als 60 Prozent Phosphatide enthalten, sind »gestreckt« und müssen entsprechend hoch dosiert werden, um den gleichen Nutzen zu bringen.

Lezithin flüssig mit Alkoholzusatz

Da vielen Forschern die Vorteile des reinen Lezithins klar waren, suchten sie einen Weg, dieses wertvolle Nahrungsmittel genussfähig zu machen. Sie setzten dem reinen Lezithin Alkohol zu, damit es angenehmer einzunehmen ist. Lezithin mit Alkohol sollte aber keinesfalls Kindern, werdenden Müttern, Autofahrern, Alkoholkranken, Leberpatienten, Epileptikern und Hirngeschädigten verabreicht werden.

Wenn bereits ein Mangel besteht, zu wenig lezithinhaltige Produkte verzehrt oder diese nur ungenügend verdaut werden, sollten Sie täglich 1 Esslöffel Sojalezithin flüssig zu sich nehmen. Zur Vorbeugung von Lezithinmangel ist es ausreichend, täglich 1 Teelöffel Lezithin flüssig einzunehmen.

Das bietet Sojalezithin flüssig	
Inhaltsstoffe je Esslöffel Lezithin flüssig	
Kilokalorien	130
Ungesättigte Fettsäuren	7 g
Gesättigte Fettsäuren	2 g
Kalium	25 mg
Phosphatide	62 %
Cholin	450 mg
Inosit	250 mg

Äußerliche Anwendung von Lezithin flüssig

Es ist interessant, wie schnell Lezithin flüssig verletzte Hautzellen repariert. Sie können Lezithin flüssig äußerlich als Hausmittel bei vielen Verletzungen oder Beschwerden der Haut verwenden. In schlimmeren Fällen sollten Sie jedoch stets Ihren Arzt zurate ziehen.

Insektenstiche

Bestreichen Sie die Einstichstelle dünn mit Lezithin flüssig. Je früher Sie diese Maßnahmen treffen, desto weniger schwillt die Haut an, und der Juckreiz vermindert sich deutlich. Wiederholen Sie die Anwendung so oft es Ihnen gut tut. Am besten ist es, die Einstichstelle unbedeckt zu lassen.

Verbrennungen

Auf der Haut lässt Lezithin Verbrennungen, kleine Verletzungen und Insektenstiche schneller heilen, indem es die Reparatur und den Aufbau von Hautzellen fördert; gleichzeitig vermindert es den Schmerz.

Rasches Handeln fördert den Heilungsprozess! Als erste Hilfe hat sich das Hausmittel Bachblütensalbe oder Resque-Remedy-Salbe bewährt. Diese Salben sollten Sie jeweils möglichst dick auftragen. Sobald der Schmerz wieder einsetzt, sollten Sie die Anwendung wiederholen. Der zweite Schritt zur Heilung und Schmerzbekämpfung ist Lezithin flüssig. Tragen Sie es vorsichtig mit einem Spatel auf die verletzte Stelle auf und bedecken es mit Haushaltsfolie. Nehmen Sie zusätzlich Lezithin und weitere B-Vitamine ein, denn die verletzten Hautzellen werden damit schneller repariert. Trinken Sie viel, und unterstützen Sie den Heilungsprozess zusätzlich noch durch die Zufuhr von Kalzium!

Sonnenbrand und kleine Schnittwunden

Auch bei Sonnenbrand dient Lezithin sowohl äußerlich als auch innerlich zum raschen Aufbau der verbrannten Haut. Nachdem gewährleistet ist, dass eine Wunde steril ist, kann Lezithin flüssig den Heilungsprozess sehr beschleunigen.

Wie viel Lezithin brauchen Sie?

Ein Esslöffel Sojalezithin flüssig pro Tag gilt als empfohlene Tagesdosis. Diese Menge (ca. 7,5 Gramm) versorgt den Körper mit der notwendigen Menge Lezithin. Einen erhöhten Lezithinbedarf haben Vegetarier, vor allem Veganer, Menschen mit schwacher nervlicher Konstitution, besonders wenn sie unter Stress stehen, unter schlechter Verdauung leidende und ältere Menschen.
Wenn Sie zu einer dieser Gruppen zählen, können Sie beruhigt mehrere Esslöffel am Tag einnehmen, da Sojalezithin keine Arznei ist, sondern als Nahrungsmittel gilt.

Granulat und flüssiges Lezithin im Vergleich

Damit Sie bei den verschiedenen Angeboten an Lezithinprodukten auf dem Markt einen Anhaltspunkt haben, vergleichen wir Lezithin flüssig mit dem Granulat.
Unverfälschtes Lezithin flüssig enthält durchschnittlich 60 Prozent Phosphatide. Beim Lezithingranulat schwankt der Anteil an Phosphatidylcholin je nach Art der Verarbeitung. Der Prozentsatz an dieser – für die Qualität entscheidenden – Substanz verhält sich analog zu der Höhe des angegebenen Faktors. Gra-

Qualitätsvergleich: In unbearbeitetem Lezithin flüssig sind etwa 60 Prozent Phosphatide enthalten. Granulate, deren Faktor unter 60 liegt, sind somit schwächer als das Grundprodukt und müssen dementsprechend höher dosiert werden, um den gleichen Effekt zu erzielen.

nulat mit dem Faktor 80 ist also gehaltvoller als Lezithin flüssig, Granulat mit einem niedrigeren Faktor als 60 minderwertiger.

Wie kann Lezithin verwendet werden?

Es gibt praktisch kein Gericht, dem Sie Lezithin nicht zusetzen könnten. Spezielle kulinarische Köstlichkeiten mit einer Extraportion Lezithin finden Sie in unserem Rezepteteil. Hier einige allgemeine Hinweise auf die Verwendung von Lezithin in der Küche.

Oftmals können Sie durch die emulgierende Wirkung von Lezithin neben einer qualitativen sogar noch eine kulinarische Verbesserung Ihrer Gerichte erzielen. Weiterhin verhindert Lezithin die Oxidation fettlöslicher Vitamine und das Ranzigwerden von Fetten.

- Mischen Sie Lezithin morgens ins Müsli.
- Probieren Sie Lezithin in Joghurt oder Quark.
- Verwenden Sie Lezithin in Suppen und Salaten.
- Durch die emulgierenden Eigenschaften des Lezithins erhalten helle Saucen und Dressings eine besonders cremige Konsistenz.
- Backen Sie mit Lezithin. Sogar kleine Mengen Lezithin lassen den Teig für Brot, Kuchen oder Gebäck locker werden. Damit werden Ihre Backwaren nicht nur gesünder, sie gelingen auch leichter!
- Reichern Sie Getränke, vor allem Frucht- oder Gemüsesäfte, aber auch Milchshakes, mit Lezithin an.

Das Phosphatid

Im Sojalezithin werden Cholin und Inosit mit Phosphor verbunden und bilden das wertvolle Phosphatid. Während des Stoffwechselvorgangs lösen sich sowohl Cholin als auch Inosit aus dieser Verbindung und stehen dem Organismus zur Verfügung. Mit diesen beiden Stoffen ist der Körper in der Lage, reparaturbedürftige Zellen zu regenerieren. Gleichzeitig nährt das freigesetzte Phosphor die Skelettstruktur, Gehirn und Nervengewebe. Lezithin ist der einzige Stoff, dem es möglich ist, unmittelbar in die Zellen einzudringen, um Schäden zu beheben.

Phosphatidwerte in Lezithinprodukten

Phosphatide oder Phospholipide sind Moleküle, die die essenziellen, mehrfach ungesättigten Fettsäuren und zahlreiche lebenswichtige Nährstoffe enthalten. Die Qualität und Quantität der Phosphatide im Lezithin entscheidet über dessen gesundheitlichen Wert. In qualitativ hochwertigen Lezithingranulaten ist Phosphatid in konzentrierter Form vorhanden. Deshalb braucht man von hoch konzentriertem Granulat kleinere Mengen, um den Tagesbedarf zu decken. Der Preis für Granulat ist jedoch auch entsprechend hoch.

Achten Sie beim Einkauf auf das Etikett, es gibt Aufschluss darüber, wie hoch der Phosphatidgehalt ist. Auf dem Etikett steht für gewöhnlich, dass das Lezithingranulat oder das flüssige Lezithin Phosphatidylcholin enthält. Das ist die Garantie dafür, dass es sich um ein naturbelassenes Produkt handelt, das nicht mit Sojamehl und anderen unwirksamen Inhaltsstoffen angereichert wurde. Dieses gestreckte Granulat ist bereits in den USA erhältlich und wird mit Sicherheit auch auf dem europäischen Markt erscheinen.

Phosphatide oder Phospholipide haben durch ihre besondere Eigenschaft – in Fett und in Wasser löslich zu sein – die Möglichkeit, Fettsäuren und fettlösliche Vitamine im wässrigen Medium Blut bis an ihren Bestimmungsort zu transportieren.

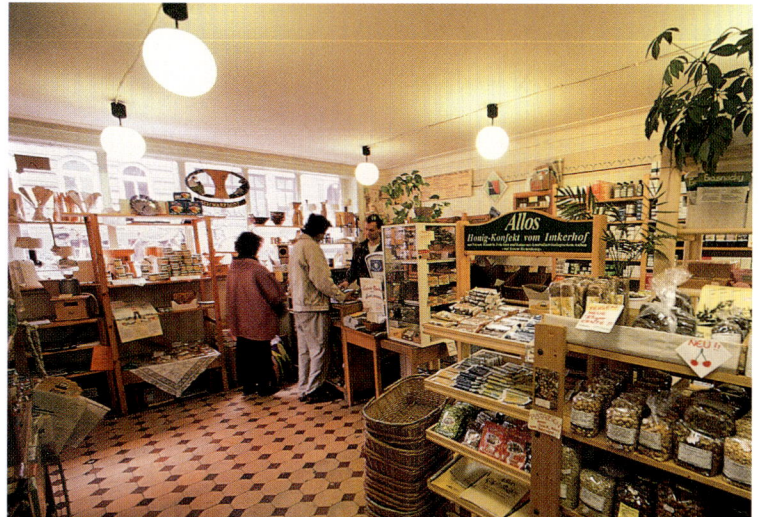

Reformhäuser und Naturkostläden bieten eine Fülle an wertvollen Sojaprodukten – und diese aus kontrolliert biologischem Anbau.

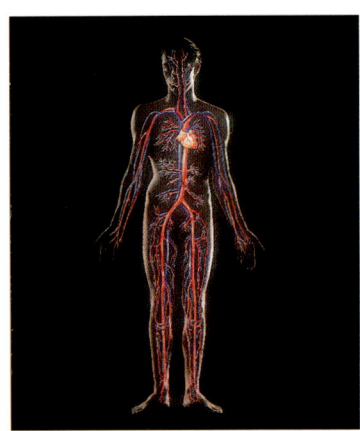

Ein kräftiges Herz und elastische Adern ohne Ablagerungen sind beste Voraussetzungen für ein langes Leben bei guter Gesundheit. Lezithin leistet dazu einen wichtigen Beitrag.

72-mal in der Minute, über 100.000-mal am Tag, schlägt unser Herz, um den Blutkreislauf in Bewegung zu halten. Dies bedeutet einen Transport von über 18.000.000 Tonnen Blut bezogen auf einen Lebenszeitraum von 70 Jahren.

Hilfe für das Herz

Die beständige Arbeit des Herzes

Um die Arbeit des Herzes von der technischen Seite aus darzustellen, könnte man sagen, dass das System aus einer Pumpe (Herzmuskel), Rohren (Blutgefäßen) und Flüssigkeit (Blut) besteht. Wenn sich der Herzmuskel zusammenzieht und sich wieder entspannt, wird das Blut über die Gefäße in den ganzen Körper verteilt. Bei jedem Intervall werden ca. 60 Kubikzentimeter Blut abgesandt, angereichert mit Sauerstoff und Nährstoffen, um die Körperzellen zu versorgen, damit sie ihre Arbeit ausführen können. Es ist auch erstaunlich, mit welcher Wucht das Blut in den Kreislauf geschossen wird. Dieser Schwung ist notwendig, damit das Blut auch die entlegensten Zellen erreichen kann. In den winzigen Kapillaren werden der benötigte Sauerstoff und die mitgebrachten Nährstoffe gegen Kohlendioxid und Zellabfall ausgetauscht.

Nun beginnt die Reise in umgekehrter Reihenfolge zurück zum Herz durch die immer größer werdenden Venen – allerdings nur noch mit einem Drittel der Geschwindigkeit, mit der es die Reise begonnen hatte. Schließlich erreicht das Blut das Herz, wird von dort in die Lungen gepumpt, um das Kohlendioxid gegen frischen Sauerstoff einzutauschen. Weiter geht es zurück zum Herz, wo der Kreislauf wieder von neuem beginnt.

Diese ständige Anstrengung vor Augen, wird es leicht nachvollziehbar, dass wir alles tun müssen, um das Herz leistungsfähig zu erhalten. Vor allem darf diese Leben erhaltende Arbeit nicht dadurch erschwert werden, dass Fettablagerungen den Bluttransport erschweren oder gar zunichte machen. Denn dieser Prozess sollte über 70, 80 oder 100 Jahre ohne Probleme ablaufen können.

Wenn etwas schief geht

Kann das Herz nicht weiter und weiter schlagen?
Es kann vorkommen, dass das Herz durch Krankheiten innerhalb oder außerhalb des Blutkreislaufsystems geschwächt wird. Dies kann wiederum zur Folge haben, dass sich sowohl die Pumpentätigkeit des Herzes als auch der Blutstrom verlangsamen.

Oder aber das Blutvolumen im System kann z. B. durch zu hohen Kochsalzkonsum oder durch anhaltenden Stress erhöht werden und das Herz belasten. Der Blutdruck kann dann nämlich über lange Zeit so hoch sein, dass sich die Arterienwände nicht genügend entspannen können und mit der Zeit ihre Elastizität verlieren. In diesem versteiften Zustand sind sie nicht mehr in der Lage, ihrer anstrengenden Tätigkeit nachzukommen.

Verengte Arterien

Am häufigsten passiert es, dass sich die Innenwände der Arterien durch Ablagerungen verdicken, bis der Blutkreislauf gänzlich blockiert ist. Häufig löst sich ein Teil dieser Ablagerungen, wird weiter transportiert und bleibt bei der nächsten Verengung hängen.

In der Folge werden Teile des Körpers von der Versorgung mit Sauerstoff und Nährstoffen abgetrennt und beginnen abzusterben. Zum Vergleich:

- Hirngewebe beginnt bereits nach vier Minuten Sauerstoffmangel abzusterben.
- Ein Herzmuskel kann 20 bis 40 Minuten überbrücken.
- Eine Zelle kann bis zu einer Stunde ohne Sauerstoffzufuhr auskommen.

Wird nach Ablauf der jeweiligen Zeitspanne die Versorgung mit Sauerstoff und anderen Nährstoffen nicht wieder aufgenommen, tritt der Schaden unwiderruflich ein.

Man muss das Risiko von Herzproblemen erst gar nicht provozieren. Es wäre sehr klug, Lezithin, dieses potenzielle Herz schonende und Leben rettende Nahrungsmittel, rechtzeitig zu verwenden. Sorgen Sie sich um Ihr Herz, solange es noch gesund ist!

Herzversagen

Herzversagen ist unter verschiedenen Namen bekannt, die uns alle eine Gänsehaut über den Rücken rieseln lassen: Myokardinfarkt (Beschädigung des Herzmuskels, was zu einem klassischen Herzanfall führt), Schlaganfall (die Blutversorgung zum Gehirn wird unterbrochen), Zerebralblutsturz (Blutung einer aufgebrochenen Arterie in das Gehirn), periphere Gefäßkrankheit (Reduzierung der Blutversorgung in kleineren Blutgefäßen, die weiter vom Herz entfernt liegen, was oft zu einem Gangrän [Brand] führt), Ischämie (reduzierte Blutversorgung zum Herz oder zu einem anderen Organ), Angina pectoris (Brustschmerzen durch Ischämie und verschlimmert durch Stress oder physische Überbelastung), was zu ernster und manchmal tödlicher Tachykardia (sehr schneller Herzschlag) führen kann, und Fibrillation (chaotische, unorganisierte Herztätigkeit). All dies sind die traurigen Folgen von Herz- und Gefäßkrankheiten.

Die langsame Entwicklung der Arterienverkalkung

Die meisten der oben beschriebenen Beschwerden können dem schleichenden, aber stetigen Prozess der Arterienverkalkung zugeschrieben werden – der Verengung und Verhärtung von Arterien. Arterienverkalkung beginnt zunächst mit dem Aufbau von Ablagerungen an den Arterienwänden, die die Arterien verengen, was zur völligen Blockade führen kann. Dann entsteht eine Verstopfung, und der Blutkreislauf wird unterbrochen. Schreitet die Arterienverkalkung weiter fort, kann das Herz keine befriedigende Leistung erbringen, und der vorzeitige Alterungsprozess beginnt.

Muss es so weit kommen? Nein, denn die Wissenschaftler haben ein natürliches Nahrungsmittel entdeckt, das in der Lage ist, das Herz zu versorgen und zu schützen: Lezithin.

Sie sollten sich fettarm ernähren, regelmäßig Sport treiben, den Genuss von Nikotin und Alkohol vermeiden und Ihren Lezithinkonsum erhöhen, um ein gesundes Herz-Kreislauf-System zu entwickeln.

> ## Vorbeugung und Behandlung von Arterienverkalkung
>
> - Arterienverkalkung ist eine Mangelkrankheit, der man vorbeugen oder die man korrigieren kann. Nehmen Sie regelmäßig Lezithingranulat ein, dem Sie ein mehrfach ungesättigtes Öl zugesetzt haben. Oder probieren Sie Lezithin flüssig, mit dem natürlichen Anteil an Sojaöl. Es empfiehlt sich, Lezithin in Verbindung mit den Vitaminen C und E (Antioxidanzien) einzunehmen.
>
> - Arterienverkalkung ist durch die Einnahme von bestimmten Nahrungsergänzungsmitteln korrigierbar – solange die Arterien noch nicht ihre Flexibilität verloren haben. Sie können ihren ursprünglichen Zustand wieder erreichen, wenn Sie Ihre Nahrung mit natürlichen Vitaminen und Mineralstoffpräparaten ergänzen. Denn moderne Nahrungsmittel sind meist übermäßig verarbeitet und weisen deshalb oft große Defizite an essenziellen Nahrungselementen auf. Daher gilt: täglich eine Extraration Nahrungsergänzungsmittel. Sie sollten aber darauf achten, diese zusammen mit Lebensmitteln einzunehmen, denn nur so können Nahrungsergänzungsmittel ihre volle Wirkung entfalten.

Viele der so genannten Zivilisationskrankheiten sind ernährungsbedingt und eigentlich vermeidbar. Lassen Sie es gar nicht so weit kommen, und verhindern Sie das Entstehen bereits im Vorfeld: mit Lezithin.

Die Zauberformel

Ärzte und Wissenschaftler sagen, dass es ganz einfach ist, das Herz gesund zu erhalten. Mit einer zucker-, stärke- und salzarmen Ernährung, die wenig tierische Fette beinhaltet, kann der Cholesterinspiegel niedrig und die Arterien frei von Ablagerungen gehalten werden. Und bereits bestehende Schäden können durch die Einnahme von Lezithin repariert werden.

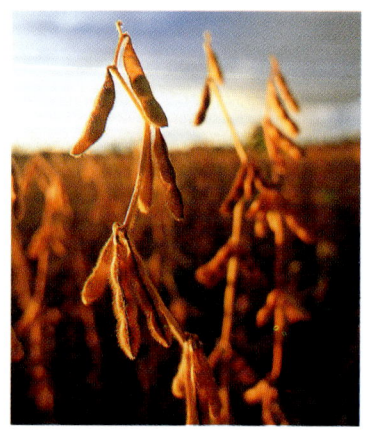

Die Sojapflanze ist weltweit die wichtigste Hülsenfrucht und Hauptquelle für pflanzliches Eiweiß, Öl und Lezithin. Der weitaus größte Teil der Ernte geht in die industrielle Verarbeitung.

Cholesterin an sich ist nicht schädlich, im Gegenteil, es erfüllt im Organismus lebenswichtige Funktionen. Erst wenn das Blut zu viel Cholesterin enthält, kann der Körper darunter leiden.

Lezithin senkt den Cholesterinspiegel

Cholesterin ist ein Begriff, der viele negative Emotionen hervorruft. Es beschwört Visionen eines belasteten Kreislaufs und eines erdrückten Herzes herauf. Cholesterin ist jedoch ein wichtiger und sogar essenzieller Bestandteil Ihres Körpers. Wenn Cholesterinkrankheiten auftreten, dann nur dadurch, dass zu viel Cholesterin vorhanden ist, denn das stellt ein echtes Risiko dar.

Gute und schlechte Seiten von Cholesterin

Wenn wir Cholesterin einmal näher betrachten, sehen wir, dass es eine fettähnliche Substanz ist, die in fast allen Geweben vorkommt. Es ist ein wichtiger Bestandteil des Gehirns und der Nervenzellen. Es wird zur Herstellung von verschiedenen Sexualhormonen, wie z. B. dem weiblichen Östrogen, benötigt. Cholesterin überwacht den fehlerfreien Aufbau der Zellen. Es wird benötigt, um das Blut gerinnen zu lassen, Nervenfasern zu isolieren und das Gehirn zu nähren. Als stabilisierendes Element kommt Cholesterin in allen Zellmembranen und als Hüllen um jene Nervenfasern, die man Myelinhüllen nennt, vor.
Wenn Cholesterin so viele Leben erhaltende Funktionen hat, weshalb verursacht das Wort dann ein ungutes Gefühl? Cholesterin – eine fettähnliche Substanz – ist ganz und gar nicht schlecht, aber eine zu große Menge dieser Substanz kann zu viel des Guten für Sie sein. Es kann beispielsweise Hypercholesterinämie (das bedeutet eine zu große Menge Blutcholesterin) verursachen, was ein ernster Risikofaktor ist. Da Cholesterin außerdem ein Hauptbestandteil der Arterienbeläge ist, kann ein Übermaß Anhäufungen verursachen und zu einer Arterienverkalkung oder -verhärtung führen.

So kontrollieren Sie Ihren Cholesterinspiegel

Sie können viel für die Regulierung des Cholesterinspiegels tun:
- Treiben Sie regelmäßig Sport.
- Meiden Sie übermäßigen Alkoholkonsum.
- Auch auf Nikotin sollten Sie weitgehend verzichten.
- Reduzieren Sie den Genuss von Süßem (den versteckten Zucker in Getränken nicht vergessen!) sowie von Teigwaren und poliertem Reis. Die darin enthaltenen Kohlenhydrate wandelt die Leber – neben Fett – in Cholesterin um.
- Da Cholesterin nur in tierischer Nahrung enthalten ist, sollten Sie sich vorzugsweise vegetarisch ernähren.

All dies kann Ihnen helfen. Aber bedenken Sie, Ihr Körper stellt selbst Cholesterin her, und Sie können auch mit einer rein vegetarischen Ernährung einen erhöhten Cholesterinspiegel im Blut entwickeln. Die hilfreiche Antwort hierfür ist Lezithin, das in der Lage ist, sowohl das essenzielle als auch das im Körper gebildete Cholesterin zu verdünnen und abzutransportieren.

So wirkt Lezithin gegen Cholesterin

Hauptaufgaben von Lezithin

1. Lezithin hat die Fähigkeit, fettähnliche Partikel auf der Reise durch die Arterien in einer gleitfähigen, schützenden Umhüllung zu halten. In dieser Form ist es den Cholesterinpartikeln unmöglich, sich abzusetzen und gefährliche Ablagerungen an den Wänden der Blutgefäße zu bilden.

2. Lezithin enthält auch Linolsäure, eine Substanz, die den Cholesterinspiegel senken kann und das Blut weniger »klebrig« macht und so die Gefahr der Verklumpung abwehrt.

3. Lezithin ist ein biologischer Wachposten im Körper, der bereits gebildete Fettablagerungen an Arterienwänden aufbrechen und abtransportieren kann.

Stellen Sie Ihre Ernährung um. Geben Sie pflanzlichen Lebensmitteln den Vorzug, und probieren Sie fettärmere Zubereitungsmethoden aus. Sie werden in Kürze feststellen, wie Ihr Körper davon profitiert.

Lezithin steigert den HDL-Wert

Lezithin, so scheint es, steigert die Anzahl der Lipoproteine mit hoher Dichte (HDL) und reduziert die Anzahl der Lipoproteine mit geringer Dichte (LDL).

Lipoproteine mit hoher Dichte sind Substanzen im Körper, deren Aufgabe es ist, das freie Cholesterin aus den Zellen in die Leber zu transportieren. Damit helfen sie, die Ausscheidung zu beschleunigen. Lipoproteine mit geringer Dichte sind für diese Aufgabe zu schwach. Sie können sogar die »guten« HDLs noch bei ihrer Arbeit behindern. Sie können darüber hinaus auch noch Cholesterin aus der Leber in das Gewebe transportieren und begünstigen somit die Entstehung von Arterienverkalkung.

Ein hoher Gehalt an LDL-Cholesterin im Blut begünstigt die Entstehung von Herz-Kreislauf-Erkrankungen, während ein hoher HDL-Wert schützend wirkt.

Deshalb sollte es Ihr Ziel sein, ein hohes Maß an HDLs verglichen mit einem niedrigeren Maß an LDLs zu erreichen. Und das bewirkt eine ausreichende Zufuhr von Lezithin: Denn Lezithin enthält große Mengen Inosit und Cholin. Diese Stoffe stärken das »gute« Cholesterin, das dann das »schlechte« Cholesterin abtransportiert. Damit wird das Cholesterin dünnflüssig und funktionsfähig. Mit einer Extraportion Lezithin vergrößern Sie die Anzahl der HDLs, die Ihre Cholesterinablagerungen in Schach halten und das Herz vor Durchblutungsstörungen schützen.

Wie Lezithin gegen Fettablagerungen wirkt

Wissenschaftler sehen in Lezithin einen weiteren Vorteil: Es erleichtert den Fetttransport und hilft den Zellen dabei, Fette und Cholesterin aus dem Blut zu entfernen. Dabei wird die Produktion von Gallensäure gefördert, die aus Cholesterin hergestellt wird. Dieser Vorgang vermindert den Cholesteringehalt des Bluts. Lezithin fungiert als Emulgator. Das bedeutet, dass es kleine Fettpartikel und Cholesterin in kleine Kügelchen zusammenschließt, die sich im Blut bewegen und die Arterienwände leicht passieren können.

Warum pflanzliches Lezithin?

Cholesterin wird vom Blut in Form von größeren Molekülen, die als Lipoproteine bekannt sind und aus Fett, Protein, Cholesterin und Lezithin bestehen, durch die Blutbahn transportiert. Damit Cholesterin in Bewegung gesetzt und im Körper befördert werden kann, muss es mit Lezithin aus einer Pflanzenquelle verbunden werden.

Sojalezithin ist cholesterinfrei. Das macht es zum Lösungsmittel im wahrsten Sinn des Wortes, denn es ist zudem reich an mehrfach ungesättigten Fettsäuren, die mithelfen, die Ablagerungen wegzuschmelzen.

Wenn Sie Ihr Lezithin aus tierischen Quellen wie Eigelb, Fleisch und Innereien beziehen würden, wäre es so, als würden Sie Öl ins Feuer gießen. Diese Nahrungsmittel enthalten nämlich Cholesterin. Es ist also wichtig, auf eine cholesterinfreie Lezithinquelle zurückzugreifen.

Lezithin in naturbelassenen Ölen

Lezithin ist in allen naturbelassenen Ölen vorhanden. Es ist zudem eine hervorragende Quelle für Cholin und Inosit.

Wenn es um die Erhaltung Ihrer Gesundheit geht, sollten Sie, je mehr Fett Sie zu sich nehmen, umso größere Mengen an Cholin und Inosit einnehmen. Lezithin kann nämlich nur dann im Verdauungskanal hergestellt werden, solange Cholin, Inosit und alle essenziellen Fettsäuren vorhanden sind. Das kann auch die Antwort für die Essgewohnheit jener Völker sein, die sich unglaublich fett ernähren und doch weniger Herz- und Kreislauferkrankungen aufweisen. Denn sie verwenden überwiegend naturbelassene Öle und haben häufig lezithinreiche Hülsenfrüchte auf ihrem Speiseplan. Nimmt man aber flüssiges Sojalezithin zu sich, wirken sich sowohl die mehrfach ungesättigten Fettsäuren sowie das enthaltene Cholin und Inosit günstig auf den Fettstoffwechsel aus.

Cholesterinpartikel werden in der Leber zu Gallensäuren umgewandelt. Sie werden im Zuge der Verdauung wieder in den Darm abgegeben und auf natürlichem Weg ausgeschieden.

Hilfe zur Selbsthilfe

Größere Cholesterinpartikel könnten in kleine Partikel umgewandelt werden, wenn dem Organismus ausreichend Nährstoffe zur Herstellung von Lezithin zur Verfügung stehen. Diese sind die beiden Stoffe Cholin und Inosit, alle essenziellen Fettsäuren, besonders Linolensäure. Wenn Öle raffiniert werden, wird ihnen das wertvolle Lezithin entzogen. Durch die Verwendung naturbelassener Öle bieten Sie jedoch Ihrem Körper die nötigen Substanzen, um Lezithin selbst herzustellen.

Lezithin als Medikament

Die Frage, welcher Cholesteringehalt »normal« und welcher »zu hoch« ist, wird unter Fachleuten seit Jahren kontrovers diskutiert. Der deklarierte Normalwert von 200 Milligramm pro Deziliter hat inzwischen seine Gültigkeit verloren, da das Risiko für Herz-Kreislauf-Erkrankungen auch noch von einer Vielzahl anderer Risikofaktoren beeinflusst wird. Der Arzt entscheidet im Einzelfall, wann der Cholesterinspiegel mit therapeutischen Mitteln gesenkt werden muss.

Ein bekannter Arzt aus Los Angeles, Dr. med. Lester M. Morrison, gilt als Pionier bei der Verwendung von Lezithinzusätzen zur Cholesterinkontrolle und verbesserten Herzfunktion. Er stellte fest, dass eine fettarme Ernährung einen großen Beitrag dazu leistet, Arterienverkalkungen und daraus folgende Herzprobleme unter Kontrolle zu bringen und sogar zu verhindern. Aber in »Geriatrics« (Januar 1958) veröffentlichte er folgende Entdeckung: Eine fettarme Ernährung war zwar hilfreich, aber bei seinen Patienten wurde der Cholesterinspiegel nicht zufriedenstellend reduziert. Dies geschah erst, nachdem er auch Lezithin der Nahrung zusetzte.

Zwölf seiner 15 Patienten erlebten nach einer Behandlungsdauer von drei Monaten eine Senkung des Blutcholesterins von 156 Milligramm oder 41 Prozent. Dr. Morrison betonte, dass das Lezithin diese wünschenswerte Senkung hervorgerufen hatte. Zu Beginn der Therapie wurden 36 Gramm (ca. sechs Esslöffel Lezithingranulat) zur täglichen Einnahme verordnet. Dr. Morrison sagte, dass eine über einen langen Zeitraum verabreichte tägliche Dosis von nur einem oder zwei Esslöffeln Lezithin dazu beitragen könne, den Cholesterinspiegel zu normalisieren und zu stabilisieren.

Einige dieser Patienten klagten zusätzlich über heftige Brustschmerzen, und der Arzt diagnostizierte diese als Symptome einer Angina pectoris. Nach der Lezithinkur von drei Monaten waren auch diese Probleme verschwunden. Es scheint, dass eine fettarme Ernährung zwar hilfreich ist, aber erst mit der Zugabe von Lezithin die Ursache der Cholesterinerkrankung beseitigt werden kann.

Die Fünf-Punkte-Kur

Dr. Morrison hat in vielen wissenschaftlichen Studien festgestellt, dass mit ärztlich überwachten Gaben von Lezithin die Kontrolle über Cholesterin möglich wird. Seine Tests haben außerdem bewiesen, dass mit Hilfe von Lezithin arteriosklerotische Ablagerungen aufgelöst werden können. Er betont, dass »Lezithin eine unserer stärksten Waffen gegen viele Krankheiten ist. Es ist ein besonders wirksamer Schutz gegen die Entwicklung von Verhärtungen der Arterien und alle sich daraus ergebenden Herz-, Gehirn- und Nierenbeschwerden«. Zur Behandlung schlägt Dr. Lester M. Morrison seinen Patienten folgendes Fünf-Punkte-Programm vor:

Folgende Erkrankungen werden bereits erfolgreich mit cholinhaltigem Lezithin behandelt: erhöhter Cholesterinspiegel, Arteriosklerose, Herz,- Leber- und Nierenverfettung, Alzheimer- und Parkinsonsche Krankheit, hoher Blutdruck, Leberzirrhose, Epilepsie, Ohrensausen und Sehstörungen. Es wird auch als Prophylaxe bei Gallenleiden geschätzt und beugt der Gallensteinbildung vor. Es unterstützt die Leberfunktion und hilft, Gifte und Medikamentenrückstände aus dem Körper auszuscheiden.

Das Zusatzprogramm

1. Dem täglichen Frühstück 2 bis 4 Esslöffel Lezithingranulat hinzufügen.
2. Täglich Vitamine des B-Komplexes in ihrer stärksten Form einnehmen.
3. Täglich mindestens 2500 Einheiten Vitamin A und 150 Milligramm Vitamin C zuführen.
4. Täglich 2 Esslöffel Soja-, Mais- oder Distelöl einnehmen, um den Körper mit essenziellen Fettsäuren zu versorgen.
5. Täglich 2 bis 4 Esslöffel frisch gezogene Weizenkeime verzehren.

Lebensretter Lezithin?

Dr. Lester M. Morrison erbrachte u. a. mit seinem Werk »The Low Fat Way To Health and Longer Life« den Nachweis: Lezithin kann Leben retten. Viele Wissenschaftler haben sich seitdem weiter mit diesem Thema befasst, und heute wird Lezithin – besonders das cholinreiche Sojalezithin – in weiten Bereichen der Medizin eingesetzt.

Australische Studien

Lezithin bindet Cholesterin und andere Fette im Blutkreislauf und schützt so vor dem schleichenden Prozess der Arterienverkalkung. Lezithin wirkt also als Schutz gegen Arteriosklerose und Herzinfarkt.

Im Rahmen einer Kontrollgruppe von Dr. L. A. Simons und seinen Kollegen an der Universität von New South Wales Medical School und dem St. Vincent's Hospital Lipid Clinic in Sydney, Australien, verabreichte man große Mengen Sojalezithin an Patienten mit hohem Cholesterinspiegel sowie an Patienten mit normalem Cholesterinspiegel. Patienten mit hohem Blutcholesterin erfuhren eine drastische Verbesserung, und bei 18 Prozent seiner Patienten und den gesunden Teilnehmern wurde eine bedeutende Senkung der Cholesterinwerte festgestellt. Es war überwältigend, sagte Dr. Simons, dass Lezithin die so genannten Lipoproteine mit geringer Dichte oder LDLs, die man für Arterienkrankheiten und Herzprobleme verantwortlich macht, verringerte. Dies war ermutigend, und man könnte Lezithin als Herz- und Lebensretter bezeichnen (»Australia and New Zealand Journal of Medicine«, Juni 1977).

Weitere wissenschaftliche Ergebnisse

Dr. med. David Adlersberg und Harry Sobotka, Ph. D., berichten über die Behandlung einiger Patienten mit Herzproblemen und hohem Cholesterinspiegel. In einem Artikel im »Journal of the Mt. Sinai Hospital« (Band 9, S. 955–956) beschreiben sie, wie »eine verblüffende Verringerung des Cholesterins erreicht wurde, indem man der Ernährung Lezithin zufügte«.

● Einer 55-jährigen, übergewichtigen Diabetikerin wurden 15 Gramm Sojalezithin täglich verabreicht (ca. zwei Esslöffel Lezithingranulat). Zu Beginn hatte sie einen Cholesterinspiegel von 360 Milligramm pro Deziliter. Nach sechs Wochen hatte das Lezithinprogramm ihren Cholesterinspiegel auf 235 Milligramm pro Deziliter reduziert. Dieser Wert war immer noch zu hoch, aber nicht mehr gefährlich. Dr. Adlersberg und Dr. Sobotka setzten dann das Lezithin bei dieser Patientin ab. Ihr Cholesterinspiegel schoss wieder in die Höhe. Damit war bewiesen, dass das Lezithin für die Senkung des Cholesterins verantwortlich war.

● Eine andere Frau im Alter von 41 Jahren hatte einen gefährlich hohen Cholesterinspiegel von 620 Milligramm pro Deziliter. Die Ärzte gaben ihr zwölf Gramm Sojalezithin am Tag. Nach zwei Monaten lag ihr Wert bei 420 Milligramm pro Deziliter. Noch einen Monat später sank er auf einen Wert von 300 Milligramm pro Deziliter.

● Ein 35-jähriger Mann hatte einen Blutcholesterinwert von 440 Milligramm pro Deziliter, der nach acht Wochen mit einer täglichen Dosis von zwölf Gramm Lezithingranulat auf 260 Milligramm pro Deziliter sank.

Halten Sie Ihr Normalgewicht, essen Sie fett- und cholesterinarm, bevorzugen Sie pflanzliche Öle, und essen Sie ballaststoffreiche Lebensmittel – das alles spricht für einen Cholesterinspiegel im Normalbereich.

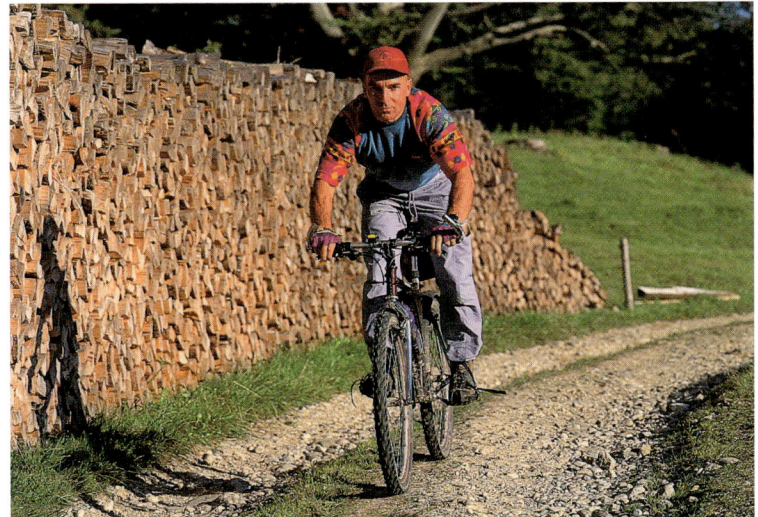

Regelmäßige Bewegung an der frischen Luft hält genauso fit wie knackiges Gemüse und herzhaft zubereitete Getreidegerichte.

Mental und körperlich topfit

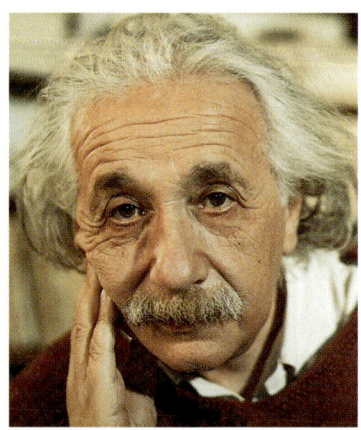

Der weltberühmte Physiker Albert Einstein faszinierte durch sein Können und seine geistige Flexibilität. Vielleicht kannte er bereits die Wirkungen von Lezithin?

Lezithin versorgt den gesamten Zellaufbau des menschlichen Organismus mit den unentbehrlichen Fettsäuren. Es sorgt für das Funktionieren des Zentralnervensystems und des Gehirns und auch für eine Verbesserung der Gehirndurchblutung.

Möchten Sie morgens mit einem Gefühl von jugendlicher Vitalität aufwachen? Möchten Sie sich emotional gesund fühlen? Möchten Sie Ausdauer für Körper und Geist genießen, solange es Ihr Gesundheitszustand erlaubt? Es gibt eine Möglichkeit, wie Sie dies mit Lezithin erreichen können. Wenn man weiß, dass diese Substanz in jeder lebenden Zelle vorhanden ist, dann wird einem klar, wie wichtig es ist, dass jeder Körperteil mit Lezithin versorgt wird. Wenn Sie eine lezithinreiche Ernährung einhalten, können Sie bis ins hohe Alter vital sein.

Lernen Sie Ihr Gehirn kennen

Um besser verstehen zu können, warum Lezithin in der Lage ist, das Gehirn zu ernähren, sollten Sie ein paar grundsätzliche Fakten über die Funktionsweise des Gehirns wissen.

Zunächst kann man das Gehirn als den Sitz des zentralen Nervensystems, das für Denken und Nervenkoordination zuständig ist, ansehen. Ihr Körpercomputer Gehirn ist aber mehr als nur der Stoff, aus dem die Gedanken sind. Das Gehirn besteht aus über zwölf Milliarden Zellen, die als Batterien, Widerstände, Transformatoren und Schalter agieren. Zum Vergleich: Im Durchschnitt hat ein Fernsehapparat weniger als 25 Widerstände und Transformatoren, also können Sie sich die erstaunliche Kraft der kompakten Masse in Ihrem Kopf vorstellen.

Das Gehirn wiegt etwas über drei Pfund und gilt als eines der wichtigsten Organe des Körpers. Es ist das Kontrollorgan in Ihrem Organismus. Es ermöglicht uns zu denken, abzuwägen, zu planen, zu empfinden etc., und dieses unterscheidet uns Menschen von den so genannten niedrigeren Tieren. Durch das

Gedächtnis ist das Gehirn in der Lage, auf bewusster und unbewusster Ebene zu empfinden, sich zu erinnern, zu kombinieren und kreativ zu sein. Unser Gehirn besitzt die Fähigkeit, Aktivitäten wie den Herzschlag, die Atmung, den Pulsschlag und fast alle anderen vorstellbaren Funktionen zu kontrollieren.

Die Antriebskraft in Lezithin

Sojalezithin enthält neben vielen anderen Stoffen eine Kombination von Sojaphosphatiden, Phosphatidylcholin und Phosphatidylinositol. Phosphatidylcholin ist dabei das kräftigste Element dieses Wundernahrungsmittels. 1975 machten Forscher am Massachusetts Institute of Technology eine unerwartete Entdeckung: Die im Körper vorhandenen Mengen an Cholin können Gehirnvitalität und das allgemeine Körperverhalten beeinflussen.

Warum sind manche Menschen klüger und schneller?

In einfachen Worten ausgedrückt wird Cholin im Gehirn dazu benötigt, Azetylcholin herzustellen. Azetylcholin ist eine lebenswichtige Verbindung, die vom Gehirn dazu aufgebaut wird, Nachrichten von einer Nervenzelle an die nächste weiterzuleiten. Die Menge Cholin, die dem Gehirn zur Verfügung steht, hängt unmittelbar vom Lezithingehalt der zuletzt verzehrten Mahlzeit ab. Wenn dem Körper eine größere Menge Cholin von außen zugeführt wird, kann für die Übertragung einer Nervennachricht mehr Azetylcholin zur Verfügung gestellt werden. Das bedeutet, dass bei jedem Übertragungsimpuls eine größere Spannweite an Informationen übertragen werden kann und Impulse schneller weitergeleitet werden. Das könnte die Antwort darauf sein, warum manche Menschen sowohl geistig als auch körperlich flexibler sind als andere.

Das Nervensystem ist das vielfältigste und gleichzeitig komplizierteste Organ des Körpers. Im Gehirn spielt sich all das ab, was wir Empfinden, Denken und Fühlen nennen.

Vielfältige Aufgaben des Gehirns

Ganz schwache elektrische Ströme oder chemische Reaktionen sind es, die eine Weiterleitung von Informationen in den Nervenbahnen möglich machen. Die Übertragung von einer Nervenzelle auf die nächste funktioniert nur mit Hilfe von Überträgerstoffen (Transmittern) wie Azetylcholin.

Von dem aus Lezithin gebildeten Azetylcholin wird angenommen, dass es bei bestimmten Hirnaktivitäten gebraucht wird. Dazu gehören beispielsweise Lernen, Erinnerungsvermögen, Fühlen sowie die Bewegungsabläufe und die Hormonsekretion. Zu den weiteren indirekten Aufgaben von Azetylcholin zählt außerdem die Regulierung von verschiedenen Körperfunktionen wie Atmung, Kreislauf und Verdauung.

Gehirnforscher und Biochemiker finden immer mehr Beweise dafür, dass viele Hirn- und Körperstörungen darauf zurückzuführen sind, dass das Gehirn nicht ausreichend Azetylcholin produzieren oder verwenden kann. Die Auswirkung dieser Entdeckungen wurde von einem Forscher zusammengefasst: »Es ist überraschend, dass die Natur eine solch lebenswichtige Funktion wie die Nervenübertragung von unserer Ernährungsweise abhängig macht.« In anderen Worten heißt dies, je mehr Cholin Sie Ihrem Organismus zuführen, desto mehr Azetylcholin kann gebildet werden und umso wachsamer, intelligenter und flexibler sind Gehirn und Körper. Das cholinreiche Sojalezithin hilft Ihnen dabei.

Bei Vergesslichkeit hilft Lezithin

Ist Ihr Erinnerungsvermögen manchmal gestört? Haben Sie öfter Schwierigkeiten, sich an Gesichter, Tatsachen, Daten oder Zahlen zu erinnern? Fühlt sich Ihr Kopf hin und wieder wie ausgebrannt an? Oder leiden Sie gar ab und zu unter einem richtigen Gedächtnisverlust?

Die Ursache könnte ein Ernährungsdefizit sein. Ihr Gehirn benötigt, wie auch Ihr übriger Körper, eine ausgewogene Menge an Nährstoffen, um mit jugendlicher Vitalität funktionieren zu können. Besonders Lezithin enthält Nährstoffe, die helfen, mit jugendlichem Schwung, voller Energie geistig aktiv zu sein. Sie schützen vor Vergesslichkeit und Senilität.

Lezithin in der Psychiatrie

Wissenschaftler haben festgestellt, dass Nervenstörungen auftreten können, wenn es dem Gehirn bzw. den Transmittern (Nervenüberträgern) an gewissen Substanzen mangelt. Eine Veränderung, Verbesserung oder sogar vollkommene Korrektur der fehlerhaften Nervenübertragung kann herbeigeführt werden, wenn man den Patienten Substanzen verabreicht, die aus den gleichen Grundsubstanzen bestehen, aus denen der Nervenüberträger besteht. Viele emotionale (physische bzw. mentale) Störungen können z. B. auf einen Mangel an dem Nervenüberträger Azetylcholin zurückgeführt werden, ein Nährstoff, der sich größtenteils aus dem Vitamin-B-Komplex Cholin zusammensetzt.

Lezithin rettet das Denkvermögen

Ein Team von Psychiatern behandelte Patienten, die an einer Verschlechterung der Bewegungsabläufe, verursacht durch ein psychiatrisches Medikament, litten. Die Ärzte sagten, dass

Die Bedeutung von Cholin für Nerven und Gehirn: Cholin ist für die Versorgung des Nervensystems und für den Aufbau des Knochenmarks verantwortlich. Es dringt direkt in die Gehirnzellen ein und produziert einen chemischen Stoff, der das Gedächtnis unterstützt. Es ist entscheidend an der Übermittlung von Nervenimpulsen beteiligt und sorgt für ein gutes Gedächtnis, für Ausgeglichenheit und Ruhe. Im Alter wirken ein bis fünf Gramm täglich dem Gedächtnisschwund entgegen.

Es gibt viele Schüler und auch Erwachsene, die sich über längere Zeit nicht gut konzentrieren können. Lezithinmangel kann die Ursache sein.

Lezithin in der Lage war, die Symptome abzuschwächen, und zwar effektiver als nur mit Cholin allein.

Sie stellten außerdem fest, dass hohe Dosen von Cholin zu Verdauungsstörungen führen können. Die Verwendung von natürlichem Lezithin dagegen brachte keine derartigen Reaktionen hervor. Lediglich bei einem Patienten stellten die Wissenschaftler eine – nur geringfügige – Gewichtszunahme fest (»American Journal of Psychiatry«, Juni 1979).

Alterungsvorgänge finden während des ganzen Lebens statt. Mit fortschreitendem Lebensalter überwiegen die Degenerationsvorgänge die Wachstums- und die Erneuerungsprozesse.

Lezithin kontra Senilität

Die Verwendung von Lezithin konnte eine äußerst günstige Korrektur der so genannten Senilität herbeiführen, und das bei drei von sieben Patienten, bei denen präseniler Schwachsinn diagnostiziert war. Bei diesem Problem handelt es sich um eine langsame Verschlechterung des Gehirns. Mentale Fähigkeiten schwinden.

Die Ärzte verordneten den Betroffenen Lezithin und berichteten: »Während der Tests schienen Patienten die Anweisungen schneller und deutlicher zu verstehen, ihre Sprachschwierigkeiten waren weniger auffallend, und sie waren kooperativer« (»Lancet«, 2. 12. 1978).

So hilft Lezithin dem Gedächtnis auf die Sprünge

Warum erzielte die Behandlung derart günstige Ergebnisse? Das Lezithincholin sorgt offenbar für eine Versorgung mit dringend benötigtem Azetylcholin, um die Nervenüberträger des Gehirns zu ernähren. Wenn diese einmal gut gestärkt sind, können sie Botschaften wesentlich schneller und deutlicher empfangen und versenden.

Dies kann der Schlüssel für die Korrektur so genannter Gedächtnisprobleme sein. Gleichzeitig hilft Lezithin, die Ablagerungen in den Arterien abzutransportieren und ermöglicht so eine bessere Blutzirkulation und damit eine größere Sauerstoffversorgung im Gehirn.

Lezithin als Gehirnnahrung

Cholin kann nicht nur bei der Behandlung von Problemen helfen, die behindernde Gehirnstörungen sein könnten, sondern es »ernährt« das Gehirn auch, um Probleme wie emotionale Depression und Gedächtnisstörungen zu mildern. Wie die New York Times (26. Januar 1978) berichtete, haben Wissenschaftler herausgefunden, dass das in der Nahrung enthaltene Cholin direkt über den Verdauungstrakt in das Blut übergehen kann. Das ist noch nichts Außergewöhnliches, denn das geschieht mit allen Nährstoffen. Cholin ist jedoch der einzige Stoff, der direkt vom Blutkreislauf in das Gehirn transportiert und sofort verwendet werden kann. Diese Ausnahme hat die Natur wohl deshalb eingerichtet, weil Cholin benötigt wird, um lebenswichtige chemische Übertragungen von Nervensignalen zu veranlassen. Erstaunlich und bemerkenswert ist die Tatsache, dass die Qualität der Übertragung der Nervensignale von der vorhandenen Menge Cholin beeinflusst wird! Wenn Sie z. B. gerade eine große Portion Nüsse oder ein mit Sojalezithin angereichertes Müsli gegessen haben, liefern Sie damit Ihrem Körper eine kräftige Portion Cholin. Nur wenige Stunden danach wird Ihr Stoffwechsel dieses Cholin zu Azetylcholin umgewandelt haben, und als solches steht es als Nahrung für die Nerventransmitter im Gehirn zur Verfügung. Mit anderen Worten kann der Cholingehalt Ihrer Nahrung Ihre Reaktion, Ihr Gedächtnis, ja sogar Ihre Intelligenz beeinflussen.

Wer viel Kopfarbeit leisten muss, sollte sich hin und wieder einen Lezithinschub aus Nüssen oder einem Müsli leisten. Nicht umsonst wird »Studentenfutter« gern als Nascherei bei geistiger Arbeit geknabbert. Die unbehandelten Haselnüsse, Erdnüsse und Cashewkerne enthalten reichlich Lezithin.

Lezithin und der Stoffwechsel

Sie können sich ausgewogen ernähren und sich immer noch müde fühlen. Der Grund hierfür kann eine schlechte oder schwache Verdauung sein. Infolgedessen fehlen die Nährstoffe, die normalerweise aus der Nahrung gezogen werden. Deshalb benötigt der Körper die Hilfe des Lezithins, zumindest was den

Fettstoffwechsel betrifft. Unser Körper besteht zu 70 Prozent aus Wasser, und auch Fette sind notwendigerweise vorhanden. Normalerweise aber können sich Wasser und Öl nicht verbinden. Hier kommt die emulgierende Eigenschaft des Lezithins zu Hilfe. Es bewirkt, dass ein Ende des Moleküls, das Fettsäuren enthält, vom Fett angezogen und das andere Ende, das Phosphor und Nitrogen enthält, vom Wasser angezogen wird. Lezithin verbindet sich jedoch nicht nur gleichzeitig mit wässrigen und fettigen Substanzen, sondern auch mit Protein. Lezithin versorgt den Körper mit den notwendigen Rohstoffen, woraus der Organismus seine Aufbauarbeit leisten kann und hilft, Fett zu absorbieren und die fettlöslichen Vitamine auszuwerten. In der Tat gibt es im Fettstoffwechsel eine Verbindung zwischen Cholin, Inosit, Phosphor und den Fettsäuren. Sind alle diese Stoffe in harmonischem Gleichgewicht in der Nahrung vorhanden, ist die Wirkung optimal, und sie erzielen zusammen eine viel bessere Wirkung als in einzelnen Dosen. Lezithin wirkt also wie eine Brücke zwischen diesen Substanzen und verhilft so dem Organismus zu jugendlichem Schwung und zu neuer Kraft.

Inosit, der Zwillingsbruder von Cholin, ist ebenso damit beschäftigt, Fette aus der Leber in die Zellen zu transportieren und Cholesterin aufzulösen. Es dient außerdem dem Aufbau von Azetylcholin, das Ängsten und Depressionen entgegenwirken kann.

Cholinmangel führt zu Leberproblemen

Bereits eine cholinfreie Mahlzeit reicht aus, um den Leberfettwert ansteigen zu lassen – das belegen neueste Untersuchungen. »Es gibt histologische und biochemische Beweise dafür, dass sogar eine einzige Mahlzeit, bei dem das Cholin gänzlich fehlt, zu einem Anstieg der Fettwerte in der Leber führt«, sagt Dr. Sailen Mookerjea von der Medizinischen Forschungsabteilung des Charles H. Best Institutes der Universität von Toronto. Wie in »Federation Proceedings« (Januar/Februar 1971) veröffentlicht, führt der Arzt auch anhand früherer Tests den Beweis, dass nach einem oder zwei Tagen Cholinentzug die Fettwerte ansteigen. Steigt der Fettwert in der Leber, weil es an Cholin mangelt, verschlechtert sich der gesamte Gesundheitszustand des Körpers.

Dies erklärt, warum Menschen, die ausreichend mit Lezithin versorgt sind, so energiegeladen und andere immer müde sind. Denn eine schlecht funktionierende Leber bewirkt eine allgemeine Müdigkeit des ganzen Organismus.

Cholin und der Transport von Nährstoffen

Cholin – das in Lezithin enthalten ist – kann darüber entscheiden, ob Sie sich jugendlich fit, oder aber ständig müde fühlen. Der Chemiker Dr. C. W. Whitmoyer, ein Mitglied des American Institute of Chemists und Autor von »Your Health Is What You Make It«, erklärt dazu: »Cholin ist aus verschiedenen Gründen biologisch wichtig. Es dient als Vorläufer von Azetylcholin, das eine wichtige Funktion bei der Übertragung von Nervenimpulsen zwischen Nerven- und Muskelverbindungen einnimmt. Cholin dient als Quelle von chemischen Gruppen für die Synthese von verschiedenen wichtigen biologischen Substanzen. Cholin dient wahrscheinlich der Synthese des Hormons Adrenalin und der Synthese der essenziellen Aminosäure Methionin.«

Cholin ist eine Komponente von Phospholipiden. Diese sorgen dafür, dass wichtige Nährstoffe dorthin transportiert werden können, wo sie gebraucht werden. Sie werden mit Hilfe der Phospholipide vorübergehend in der Leber, im Nerven- und Fettgewebe zwischengelagert, so dass sie bei Bedarf diesen Organen zur Verfügung stehen, damit ein reibungsloser Ablauf gewährleistet ist. Fehlt Cholin, weil nicht genügend Lezithin in der Nahrung vorhanden war, nimmt der Organismus eine Fehlmeldung wahr und lagert das aufgenommene Fett und Cholesterin unverarbeitet in der Leber ab und verursacht gesundheitliche Beschwerden, anstatt dem Organismus zu dienen. Cholin beeinflusst die Nervenimpulse auch für noch so kleine und unbedeutende Reaktionen. Cholin ist also so etwas wie der Energiespender im Organismus. Und da sich Lezithin maßgeblich für die Bildung von Cholin verantwortlich zeichnet, ist eine lezithinreiche Ernährung der eigentliche Garant für Vitalität und Frische.

Cholin hat im Stoffwechsel die Funktion, Nährstoffe an die Orte im Körper zu transportieren, an denen sie benötigt werden. Die Nährstoffe können auch in der Leber, im Nerven- und Fettgewebe zwischengelagert und auf Abruf wieder mobilisiert werden.

Schönheit dank Lezithin

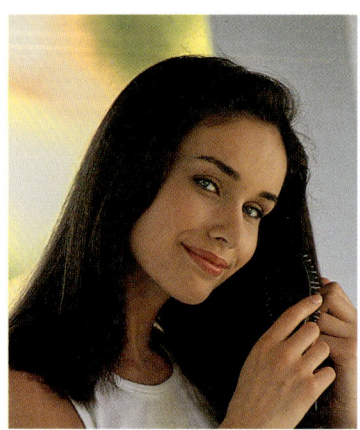

Ein frischer Teint und glänzende Haare sind Ausdruck strahlender Gesundheit. Lezithin schützt vor Austrocknung.

Lezithin für Haut und Haar

Der Aufbau von glatter und jung aussehender Haut sowie von gesundem und glänzendem Haar kommt sowohl von innen als auch von außen. Weil ein Mangel an Vitamin A Haut und Haar austrocknet und schuppig macht, ist es interessant zu sehen, welch günstigen Einfluss das im Lezithin enthaltene Vitamin A auf Haut und Haare hat. Dieses Phospholipid verstärkt die Aufnahme und Verwertung von haut- und haarversorgendem Vitamin A und von Karotin. Auch wenn es Ihnen an Vitamin A mangelt, kann offensichtlich der Organismus mit Hilfe von Lezithin die Reserven, die noch im Körper vorhanden sind, aktivieren und einen vollkommenen Mangel abwehren.

Lezithin heilt sogar Ekzeme

So genannte Hausfrauenekzeme wurden durch die Einnahme von Lezithin geheilt, so ein Bericht der Konferenz der Southern Medical Association in Atlanta, Georgia, im Jahr 1954, worüber auch die Chemical Week berichtete. Der Inhaltsstoff Sojalezithin in Reinigungslösungen in einem Bereich von 0,005 bis 0,1 Prozent schützt Zellmembranen nachweislich vor der Wirkung von starken synthetischen Reinigungsmitteln.

Lezithin, das selbst eine oberflächenaktive Substanz ist, die stark heilend auf Proteinoberflächen wirkt, ist für Zellen nicht giftig, auch in hoher Konzentration nicht. Man glaubt, dass Lezithin die Unordnung der Zellmembranen und die Zerstörung von Protein durch Reinigungsmittel verhindert.

Mit der äußerlichen und innerlichen Anwendung von Lezithin können Sie viel für Ihr Wohlbefinden und Ihre Gesundheit tun und gleichzeitig Ihr jugendliches Aussehen bewahren.

Lezithin in der Kosmetik

Lezithin ist Inhaltsstoff vieler Hautcremes, Seifen, Shampoos, Lotionen und einer Reihe anderer Produkte für die tägliche Haut- und Haarpflege. Seine aufweichende Wirkung (die es allein oder im Zusammenwirken mit anderen vorhandenen fettigen Ölen erreicht) und seine beruhigende Funktion auf der Hautoberfläche machen es so wichtig für die Pflege der Haut. Lezithin zeigt besonders eine starke wasser- und fettabsorbierende Reaktion. Kosmetika, die Lezithin enthalten, spenden der Haut sowohl Feuchtigkeit als auch die benötigten Fettelemente und schützen so vor Austrocknen oder vorzeitiger Faltenbildung oder Alterung. Die gleichzeitige Aufnahme von Wasser und Fett trägt zur Heilung und Regeneration der Zellen bei. Der Säureschutzmantel der Haut verdankt seine Existenz zumindest teilweise dem niedrigeren pH-Wert, der sich aus dem Vorhandensein von freien Fett- und Phosphorsäuren ergibt. Diese wiederum stammen aus Lezithin und verwandten Phospholipiden.

In der Kosmetikindustrie kommen die pflegenden Eigenschaften von Lezithin schon lange zum Tragen. Lezithin ist praktisch in allen hochwertigen Reinigungs- und Pflegeprodukten enthalten.

Schutz vor aggressiven Reinigungsmitteln

Lezithin schützt die Zellmembranen vor der Denaturierung durch starke synthetische Reinigungsmittel. Lezithin wirkt trockener und zäher Haut entgegen, die durch das längere Verwenden von Reinigungsmitteln, die die Haut entfetten, verursacht wird. Konventionelle Kosmetika enthalten andere Fettstoffe, die die Hautproteinbestandteile nicht durchdringen können. Dies ist nicht der Fall bei Feuchtigkeit spendenden Produkten, die Lezithin enthalten. Diese wirken aufweichend und durchdringen die Epidermis. In Seife wird Lezithin zu einem stark fettenden Wirkstoff, der eine milde, cremige Wirkung hervorruft, den Schaum stabilisiert und für einen eindringenden, stimulierenden Effekt sorgt. Indem er die Blasengröße verringert, ruft er eine aufweichende und beruhigende Reaktion in der Haut hervor.

Lezithin hilft der Haut beim Atmen

Die Hautatmung verlangsamt sich im Alter. Durch einen geringeren Sauerstoffkonsum altert die Haut und trocknet aus. Deshalb werden für die reife Haut Produkte empfohlen, die die Hautatmung aktivieren. Ein solches Produkt sollte Lezithin enthalten. Lezithin hat die Tendenz, den dringend benötigten Sauerstoff direkt in die Hautzellen zu schicken. Wenn die Haut atmet, verbessert sich auch ihre Farbe und Struktur. Lezithin gibt Ihrer Haut also ein jugendliches Aussehen.

Starke Reinigungsmittel zerstören den Säureschutzmantel der Haut und trocknen sie aus. Mit Feuchtigkeit spendenden Produkten, die Lezithin enthalten, können Sie dem entgegenwirken.

Shampoo

Mit der Verwendung von nur zwei Prozent Lezithingranulat ist es dem Kosmetikhersteller möglich, qualitativ hochwertige Shampoos mit schützender Wirkung zu produzieren. Sie bewirken, dass sich die Haare leichter kämmen lassen, auch im nassen Zustand. Lezithin gibt dem Haar einen wunderschönen Glanz und schützt vor der austrocknenden Wirkung von Reinigungsmitteln.

Cremes, Lotionen und Make-up

Bei Hautcremes und Lotionen verbessert bereits ein Gehalt von zwei bis drei Prozent Lezithin die schützende, pflegende und Feuchtigkeit spendende Wirkung. Bei flüssigem Make-up mit Pigmenten, das häufig die Haut austrocknet, wird diese unerwünschte Wirkung bereits mit einer kleinen Menge Lezithin behoben. Da Lezithin eine entscheidende Rolle im Zellstoffwechsel spielt, ist es ein hilfreicher Inhaltsstoff für kosmetische Präparate. Hautcremes, die Lezithin enthalten, haben einen größeren Nutzen für die Haut, da sie wesentlich besser von der Haut aufgenommen werden. Deshalb sind vor allem die so genannten Anti-Falten-Cremes mit einem besonders hohen Anteil an Lezithin versehen.

Selbst gemachte Kosmetika

Reinigungslotionen und Masken

Verrühren Sie 1 Esslöffel Lezithingranulat 2 Minuten lang mit einer Vierteltasse Wasser. Dies ist Ihre Grundformel. Auf dieser Basis können Sie ganz leicht eine der folgenden hautverjüngenden Lotionen und Masken selbst herstellen.

Reinigungslotion: Stellen Sie die Grundformel mit Gurkensaft anstatt mit Wasser her. Reinigen Sie Ihr Gesicht sorgfältig, und tragen Sie den Toner mit einem Wattebausch großzügig auf Gesicht, Hals und Dekolletee auf. Danach den Toner mit lauwarmem Wasser abwaschen und die Haut eincremen.

Reinigungsmaske: Rühren Sie eine Paste aus Hafer- oder Maisflocken mit etwas Wasser an. Geben Sie etwas von der Grundformel hinzu. Verteilen Sie diese Mischung auf Ihrem Gesicht, und lassen Sie sie 15 Minuten lang einwirken. Waschen Sie die Maske zuerst mit warmem, dann mit kaltem Wasser ab.

Selbst gemachte Lotionen sind nicht nur preiswert, Sie können auch sicher sein, dass sie frei von Farb-, Parfüm- und Konservierungsstoffen sind. Das ist für Menschen mit empfindlicher Haut und für Allergiker ein wichtiges Kriterium.

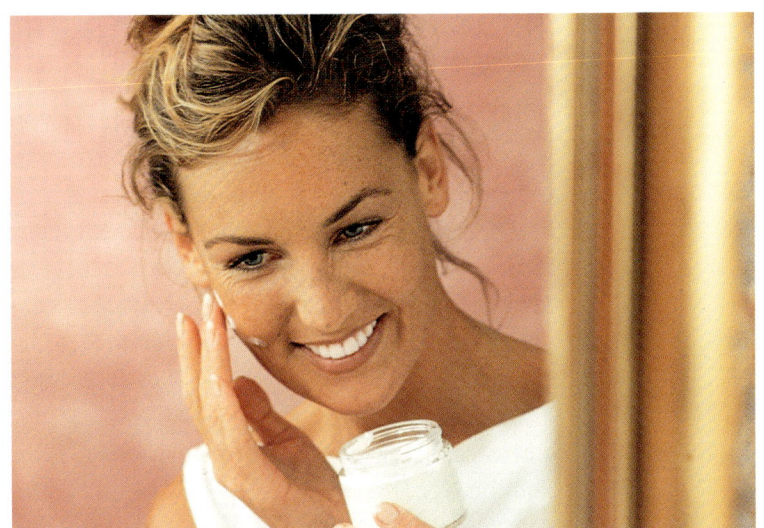

Cremes und Lotionen aus eigener Herstellung sind nur wenige Tage haltbar und müssen im Kühlschrank aufbewahrt werden.

Maske für fettige Haut: Verrühren Sie 1 Avocado mit einer geringen Menge der Grundformel. Lassen Sie diese Maske 30 Minuten lang einwirken, bevor Sie sie abwaschen.

Olivenlotion für trockene Haut: Reiben Sie Ihre Haut leicht mit einer Mischung aus Olivenöl und der Grundformel ab.

Melonenlotion für trockene Haut: Mischen Sie den Saft 1 Honigmelone mit der Grundformel, und tragen Sie ihn auf die Haut auf.

Lezithin-Moisturizer: Erhitzen Sie 2 Esslöffel Rosenwasser, 2 Esslöffel ungesättigtes Öl und 2 Esslöffel Lanolin (Apotheke). Nachdem das Lanolin geschmolzen ist und sich mit den übrigen Zutaten vermischt hat, geben Sie 4 Esslöffel der Grundformel hinzu. Die Mischung so lange rühren, bis sie dicklich wird. Von der Kochstelle nehmen und weiter schlagen, bis die gewünschte Konsistenz erreicht ist. Reinigen Sie Gesicht und Hals. Waschen Sie mit warmem Wasser nach. Nun tauchen Sie Ihre Finger in den Lezithin-Moisturizer und verteilen ihn auf der Haut. Lassen Sie ihn etwa 5 Minuten lang einwirken und waschen ihn mit kaltem Wasser ab.

> Nach einem anstrengenden Arbeitstag gibt es nichts Schöneres, als sich selbst zu verwöhnen. Gönnen Sie sich eine Gesichtsmaske, und erholen Sie sich, während sie einwirkt.

Shampoos und Kuren

Haare gelten schon immer als einer der größten Schönheitsfaktoren des Menschen. Haaren schreibt man auch Qualitäten wie Energie, Durchsetzungsvermögen und sogar geistig-spirituelle Schwingung zu. Mit der Kraft von Lezithin können Sie viel für Ihre Haare tun. Ob Sie Problemhaar oder natürlich schönes Haar haben – mischen Sie sich Ihr ganz individuelles Shampoo.

Shampoo für Blonde: Waschen Sie Ihr Haar in einer Mischung aus 1/2 Tasse Kamillenblüten, 1 Esslöffel Grundformel und 2 Tassen heißem Wasser.

Shampoo für Brünette: Probieren Sie mit Rosmarin getränktes Wasser, dem Sie die Grundformel hinzufügen. Dieses Shampoo verleiht dem Haar Leuchtkraft und Glanz.

Super-Lezithinshampoo für normales Haar: Geben Sie 1 Esslöffel neutrale Seifenflocken in eine Schale, und bedecken Sie die Flocken mit Wasser. Erhitzen Sie die Flocken so lange im Wasserbad, bis sie sich vollständig aufgelöst haben; Sie sollten dabei ständig umrühren. Geben Sie nun so viel von der Grundformel zu, bis die von Ihnen gewünschte Konsistenz erreicht ist. Sie können dieses Lezithinshampoo wie ein normales Shampoo verwenden, sollten es aber stets gründlich ausspülen.

Kur für fettendes Haar: Rühren Sie 2 Esslöffel Proteinpulver mit so viel Grundformel an, dass eine weiche Paste entsteht. Tragen Sie diese Mischung mit einem Haarpinsel auf die Kopfhaut auf. Lassen Sie die Kur zunächst 10 Minuten einwirken. Verteilen Sie sie dann mit einem Kamm im ganzen Haar, und warten Sie weitere 10 Minuten. Anschließend sollten Sie die Kur gründlich ausspülen.

Kur für trockenes, lebloses Haar: Reiben Sie Ihre Kopfhaut vor dem Schlafengehen mit einer Mischung aus Rizinusöl und der Grundformel ein, und bedecken Sie Ihren Kopf. (Verwenden Sie am besten einen alten Kissenbezug für diese Ölbehandlung.) Am nächsten Morgen können Sie die Haare wie gewohnt waschen.
Wiederholen Sie diese Behandlung zunächst ein paar Wochen lang 2-mal die Woche, danach 1-mal alle 2 Wochen.

Schuppenkur: Probieren Sie eine zu gleichen Teilen aus Obstessig, Wasser und Grundformel bestehende Mischung. Tragen Sie diese gründlich mit einem Wattebausch auf die Kopfhaut auf. Kurz einwirken lassen und lauwarm ausspülen.

Egal welchen Haartyp Sie haben – mit den selbst gemachten Lezithin-Haarpflegemitteln verleihen Sie Ihrem Haar natürlichen Glanz, Spannkraft und Elastizität.

47

Sojaprodukte

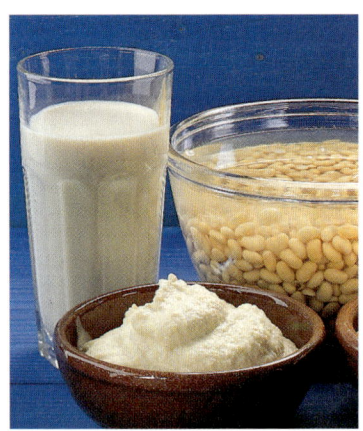

Ob Bohnen, Sprossen, Milch, Yuba, Okara, Tofu, Tempeh, Miso oder Soja-sauce – in jedem Produkt kommen die positiven Wirkungen der Sojapflanze zur Geltung.

Die Sojabohne, die ursprünglich aus Südostasien stammt, ist die Grundlage für eine sehr große Anzahl von Lebensmitteln und industriellen Erzeugnissen.

Tipps und Hinweise

Wie auch immer Sojagerichte zubereitet werden – sie bieten viele nützliche Nährstoffe, vor allem das wertvolle Lezithin. So können Sie mit Ihrer Ernährung auf natürlichem Weg die Verjüngung von Körper und Geist anregen.

Getrocknete Sojabohnen werden über das ganze Jahr hinweg angeboten. Achten Sie beim Einkauf auf den Hinweis, dass sie aus kontrolliert biologischem Anbau stammen und nicht gentechnisch behandelt sind. Sojabohnen gibt es in einigen Variationen: Am weitesten verbreitet ist die Verwendung von gelben Soja- und grünen Mungbohnen. Gelbe Sojabohnen werden wie alle getrockneten Hülsenfrüchte über Nacht eingeweicht und dann weiterverarbeitet.

Sojamilch wird von leicht gesalzen bis gesüßt, mit Kalzium und Kalium angereichert, mit Fruchtmark, Kakao oder Carob veredelt angeboten. Für Milchallergiker und Veganer ist sie eine gute Alternative zur Kuhmilch. Sojamilch in sprühgetrockneter Form eignet sich besonders zur Vorratshaltung. Für Babynahrung sollte jedoch nur Sojamilch verwendet werden, die aus enthülsten Sojabohnen hergestellt wurde.

Yuba ist eine Art eiweißreiche Rahmschicht und bildet sich bei der selbst gemachten Sojamilch auf der Oberfläche.

Okara (Sojakleie) ist der faser- und ballaststoffreiche Rückstand, der bei der Gewinnung von Sojamilch anfällt. Es ist eine gute Eiweiß- und Mineralstoffquelle und eignet sich hervorragend zur Herstellung von Bratlingen, Aufläufen, zum Andicken von Suppen und Saucen, getrocknet als Paniermehl und geröstet als Getreidekaffee.

Tofu, auch Sojaquark oder das Fleisch des Felds genannt, ist die wichtigste vegetarische Proteinquelle. Sojamilch wird mit Hilfe eines Gerinnungsmittels zum Ausflocken gebracht, ausgepresst und zu Tofu geformt. Tofu kann roh oder gebraten, pikant oder würzig, süß oder sauer, warm oder kalt serviert werden.

Durch den Vorgang des Einfrierens wird die Struktur von Tofu verändert. Er eignet sich so besonders gut für Fleischersatzgerichte, die etwas Biss haben sollten.

Tempeh wird aus fermentierten Sojabohnen industriell hergestellt. 100 Gramm Tempeh enthalten nur 157 Kilokalorien, dafür aber 20 Gramm Eiweiß. Bei Soja-Weizen-Tempeh liegt der Eiweißanteil sogar bei 33 Gramm. Tempeh enthält mehr Vitamin B2, B3 und B6 als rohe Sojabohnen. Tempeh muss wie alle Sojaprodukte sehr kräftig gewürzt werden, damit er gut schmeckt.

Miso ist eine eiweißreiche, fermentierte, salzhaltige Sojapaste. In der asiatischen Küche wird sie besonders als Würzmittel für Suppen und Saucen geschätzt.

Sojasauce ist ein Nebenprodukt aus der Misoherstellung. Sie ist verschieden stark salzhaltig, je nach den Zutaten des Miso.

Sojasprossen werden aus den grünen Mungbohnen hergestellt. Sie sind sehr kalorienarm und enthalten weniger Kalorien pro Gramm Eiweiß als irgendein anderes Gemüse, dafür aber 13 Milligramm Vitamin C pro 100 Gramm Sprossen. Beim Einkauf sollten Sie auf die Herkunft achten, wenn Sie sicher gehen möchten, keine genmanipulierte Ware zu erhalten.

Bei der Herstellung von Sojasauce vergärt man Sojabohnen, Meersalz und Wasser. Dabei bilden sich Milchsäurebakterien. Erst nach einer Reifeperiode von bis zu fünf Jahren ist die echte Sojasauce verzehrfertig. Achten Sie beim Kauf der Sojasauce darauf, dass ihr kein Zuckercouleur zugesetzt wurde. Dabei handelt es sich um eine preiswerte Nachahmung der echten Sojasauce.

Sojabohnensprossen können gekauft oder sehr leicht selbst zu Hause gezogen werden (siehe Grundrezepte, Seite 50ff.). Sie sind ein köstlicher, lezithinhaltiger Zusatz zu grünen Salaten und zahlreichen Gemüsen.

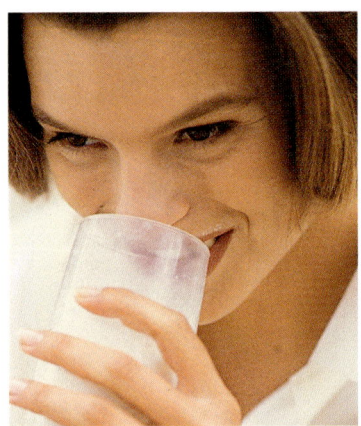

Sojamilch ist sehr vielseitig verwendbar und kann pur getrunken oder wie Kuhmilch für die Herstellung von Tofu, Joghurt, Eiscremes oder Puddings verwendet werden.

Für 2,5 l Sojamilch

- 125 g Sojabohnen
- 1 l Einweichwasser
- 2,5 l Wasser

■ *Zubereitungszeit:
20 Minuten*

Rezepte mit Lezithin

Grundrezepte

Gesünder kochen mit Sojalezithin ist gar nicht schwer. Sie können entweder schmackhafte Rezepte mit Sojabohnen oder deren Basisprodukten probieren. Oder Sie peppen herkömmliche Gerichte einfach mit flüssigem Sojalezithin oder Granulat auf.

Sojamilch aus ganzen Bohnen

1 Die Bohnen in kaltem Wasser 12 Stunden oder in warmem Wasser 7 Stunden einweichen.
2 Die Bohnen abgießen, abbrausen und abtropfen lassen.
3 ½ Liter kaltes Wasser neben den Herd stellen, die restlichen 2 Liter Wasser in einem großen Topf zum Kochen bringen.
4 Inzwischen die Bohnen pürieren. Dabei so viel heißes Wasser zugießen, dass ein feiner Brei entsteht.
5 Das Püree in das sprudelnd kochende Wasser gießen und verrühren (Vorsicht: Der Eiweißschaum steigt rasch hoch! Gießen Sie immer wieder eine kleine Menge von dem bereitgestellten, kalten Wasser zu). Sorgfältig umrühren,

auch am Boden, um ein Anhaften und Anbrennen zu verhindern.
6 Das restliche Wasser nach und nach zugießen und die Sojamilch mindestens 5 Minuten sprudelnd kochen lassen.
7 Ein Sieb in einen hohen Topf hängen. In das Sieb ein feinmaschiges Geschirrtuch legen. Die Milch etwas abkühlen lassen und durch das Sieb gießen.
8 Den Rückstand, die Okara, fest auspressen und anderweitig verwenden.

Gesamt

2404/574 kJ/kcal • 45 g Eiweiß
23 g Fett • 39 g Kohlenhydrate
8 g Ballaststoffe
0 mg Cholesterin

Sojamilch aus enthülsten Bohnen

1 Einweichvorgang entsprechend den Angaben im Rezept »Sojamilch aus ganzen Sojabohnen«, Seite 50.

2 Nach dem Abgießen die Sojabohnen mit heißem Wasser übergießen und kurz quellen lassen.

3 Bohnen abschöpfen und zwischen den Händen reiben, bis sich die Schalen lösen. Bohnen und Schalen in eine Schüssel geben. Die Schalen unter fließendem Wasser an die Oberfläche treiben lassen und abschöpfen.

4 Aus den enthülsten Bohnen die Sojamilch, wie im Rezept »Sojamilch aus ganzen Sojabohnen« beschrieben, herstellen.

Gesamt
2404/574 kJ/kcal • 45 g Eiweiß
23 g Fett • 39 g Kohlenhydrate
8 g Ballaststoffe
0 mg Cholesterin

Für ca. 2,5 l Sojamilch

- 125 g Sojabohnen
- 1 l Einweichwasser
- 2,5 l Wasser

■ *Zubereitungszeit: 20 Minuten*

Tipp Füllen Sie die Sojamilch in Schraubgläser, und lassen Sie sie möglichst rasch abkühlen. Im Kühlschrank können Sie die Milch etwa 5 Tage lang aufbewahren.

Je nach Geschmack und Verwendungszweck können Sie der Sojamilch – auch aus ganzen Bohnen – eine Prise Salz, etwas Vanille und/oder Öl zufügen. Oder probieren Sie doch einmal schmackhafte Energiecocktails mit Sojamilch:

Schokomilch: Verrühren Sie Sojamilch – entweder aus ganzen oder aus enthülsten Bohnen – mit Carob oder Kakao, und verfeinern Sie den Drink mit Melasse, Ursüße oder Honig.

Fruchtmilch: Mischen Sie Sojamilch mit zerkleinerten oder pürierten Bananen, Erdbeeren oder anderem Obst. Süßen können Sie diesen Shake je nach Bedarf wie die Schokomilch.

Info Sojamilch aus enthülsten Bohnen ist leichter verdaulich als Sojamilch aus ganzen Bohnen. Deshalb wird die Milch aus diesem Rezept auch für Menschen mit eingeschränkten Verdauungskräften empfohlen. Sogar für die Babynahrung können Sie diese Milch unbedenklich verwenden.

Sojamilch enthält ungefähr den gleichen Fettgehalt wie Kuhmilch, und das Fett liegt vorwiegend in Form von wertvollen ungesättigten Fettsäuren vor. Für Patienten mit einer so genannten Laktoseintoleranz, eine Milchzuckerunverträglichkeit, ist Sojamilch eine gute Alternative zur Kuhmilch, denn sie enthält keinen Milchzucker.

Für 250 Gramm

- ¹/₈ l Sojamilch
- ¹/₈ l Öl
- 2–3 EL Zitronensaft
- 1 TL gekörnte Gemüsebrühe
- ¹/₄ TL Knoblauchpulver
- ¹/₄ TL weißer Pfeffer

■ *Zubereitungszeit:
10 Minuten*

Sojamayonnaise

1 Sojamilch und Öl einige Stunden in den Kühlschrank stellen.
2 Sojamilch in ein hohes Gefäß geben, zunächst 2 Esslöffel Zitronensaft zufügen und verrühren.
3 Gemüsebrühe, Knoblauchpulver und Pfeffer zufügen. Das Öl darauf gießen und so lange mit einem Mixstab verquirlen, bis eine feste Creme entsteht.
4 Bei Bedarf etwas mehr Zitronensaft zufügen.

Gesamt
4880/1165 kJ/kcal ● 0 g Eiweiß
125 g Fett ● 2 g Kohlenhydrate
1 g Ballaststoffe
0 mg Cholesterin

Für 250 Gramm

- ¹/₈ l Sojamilch
- 1 EL Lezithin flüssig
- ¹/₈ l Öl
- 1 TL Meersalz
- ¹/₄ TL weißer Pfeffer
- 2–3 EL Zitronensaft

■ *Zubereitungszeit:
10 Minuten*

Sojalezithin-Mayonnaise

1 Sojamilch in ein hohes Gefäß geben, mit dem Lezithin verrühren, das Öl dazugießen und einige Stunden kühl stellen.
2 Meersalz, Pfeffer und 2 Esslöffel Zitronensaft zufügen. So lange mit einem Mixstab verquirlen, bis eine feste Creme entsteht. Bei Bedarf etwas mehr Zitronensaft zufügen.

Gesamt
5589/1333 kJ/kcal ● 2 g Eiweiß
141 g Fett ● 4 g Kohlenhydrate
1 g Ballaststoffe
0 mg Cholesterin

Für 250 Gramm

- ¹/₈ l Sojamilch
- 1 EL Lezithin flüssig
- ¹/₈ l Öl
- 1 TL Zitronensaft

■ *Zubereitungszeit:
10 Minuten*

Lezithin-Sojasahne

1 Sojamilch mit Lezithin und Öl einige Stunden kühl stellen.
2 Zitronensaft zufügen und verquirlen, bis eine cremige Konsistenz erreicht ist.

Gesamt
5563/1328 kJ/kcal ● 2 g Eiweiß
141 g Fett ● 2 g Kohlenhydrate
1 g Ballaststoffe
0 mg Cholesterin

Tipp Diese Sojasahne ist eine rein vegane Alternative zu Sauerrahm, sie kann jedoch nur kalt verwendet werden und eignet sich z. B. als Dip für Gemüse.

Gekochte Sojabohnen

1 Die Sojabohnen waschen und mindestens 12 Stunden in 2 ½ Liter kaltem Wasser einweichen. Die Algen separat ebenfalls in Wasser einweichen.
2 Das Einweichwasser der Sojabohnen abgießen, die Bohnen abspülen.
3 Die Kombualgen aus dem Einweichwasser herausnehmen und zerkleinern. Die Algen in den Topf zurückgeben, 3 Liter Wasser zufügen und zum Kochen bringen.
4 Die Bohnen zugeben und im Drucktopf 30 Minuten garen.
5 Mit Gemüsebrühe und Meersalz abschmecken.

Pro Portion

3250/776 kJ/kcal • 62 g Eiweiß
30 g Fett • 70 g Kohlenhydrate
10 g Ballaststoffe
0 mg Cholesterin

Für 3 Portionen

- 500 g Sojabohnen
- 2,5 Liter Wasser
- 2 Kombualgen à 10 cm
- 2 TL gekörnte Gemüsebrühe
- ½ TL Meersalz

■ *Zubereitungszeit:*
35 Minuten

Tipp Wenn Sie keinen Schnellkochtopf besitzen, erhöhen Sie die Kochzeit auf 4 Stunden. Aus diesem Grundrezept können Sie viele verschiedene Suppen, Eintöpfe oder einen Bohnensalat herstellen. Probieren Sie einfach mehrere Varianten aus, Ihrer Phantasie sind dabei keine Grenzen gesetzt! Die abgegossenen Bohnen können Sie gekühlt maximal 5 Tage aufbewahren.

Wichtiger Hinweis Rohe Sojabohnen sind ungenießbar. Sie sollten daher wie alle Hülsenfrüchte niemals roh, auch nicht halbroh, gegessen werden. Sojabohnen enthalten schädliche Stoffe wie Hämaglutinine, die zur Verklumpung roter Blutkörperchen führen und die Nährstoffaufnahme im Dünndarm hemmen können. Diese Toxine könnten auch enzymhemmend wirken, was den Appetit vermindert und die Eiweißverdauung erschwert. Diese so genannten Trypsinhemmer blockieren die Tätigkeit der Bauchspeicheldrüse, die mit ihrem Enzym, dem Trypsin, dafür sorgt, dass das zugeführte Eiweiß optimal aufgespalten und verwertet wird. Allerdings verschwinden die Enzymhemmer beim Keimen fast völlig, und der Rest löst sich beim Blanchieren in Wohlgefallen auf.

Sojabohnen zeichnen sich durch ihren relativ hohen Gehalt an Eiweiß aus. 250 Gramm gegarte Sojabohnen liefern die gleiche Menge Eiweiß wie 125 Gramm gegartes Fleisch. Der Eiweißanteil liegt in einem sehr ausgewogenen, für den menschlichen Stoffwechsel sehr günstigen Verhältnis vor.

Für 4 Portionen

- 125 g Mungbohnen

■ *Keimzeit: 4–5 Tage*

Sojasprossen

1 Ein Keimgerät oder ein weithalsiges Einweckglas etwa 5 Zentimeter hoch mit den Bohnen füllen.

2 Die Bohnen mit Wasser auffüllen, 5 bis 6 Stunden darin einweichen und abseihen.

3 Über das Einmachglas mit einem Gummiring Verbandmull spannen. Um nicht zusätzliche Bakterien zu züchten, sollte der Verbandmull nicht zu oft verwendet werden! Alle Keimutensilien müssen sehr sorgfältig gesäubert (z. B. mit Obstessig) und mit klarem Wasser nachgespült werden.

4 Das Keimgefäß bei Zimmertemperatur möglichst dunkel, oder mit einem Tuch bedeckt, aufstellen.

5 Die Keimlinge 2-mal täglich unter fließendem Wasser abspülen. Das mit Verbandmull bespannte Glas umstülpen und das restliche Wasser ablaufen lassen.

6 Nach etwa 5 Tagen sind die Sprossen 4 bis 5 Zentimeter lang und können verzehrt werden. Zuvor sollten sie nochmals gut durchgespült und die abgefallenen Hülsen entfernt werden. Trocken und kühl aufbewahrt, bleiben sie 1 Woche frisch und vitaminreich.

Pro Portion

378/90 kJ/kcal • 7 g Eiweiß
1 g Fett • 13 g Kohlenhydrate
7 g Ballaststoffe
0 mg Cholesterin

Sojasprossen können nach einer Keimdauer von 4 bis 5 Tagen geerntet werden und sind sehr ergiebig. Eine Tasse Bohnen ergibt etwa die vierfache Menge Sprossen.

Tipp Probieren Sie die Sprossen doch einmal im Salat oder ganz einfach aufs Brot gestreut, denn frische Keimlinge sind echte Lezithinpowerpakete. Verwenden Sie sie deshalb sooft wie möglich, besonders im Winter, wenn der Vitamin- und Mineralstoffhaushalt meist noch etwas aufgepeppt werden muss.
Statt Soja- können Sie auch andere Keimlinge zu Hause selbst ziehen. Es eignen sich beispielsweise die Samen von Hafer, Weizen, Kresse, Alfalfa, Senf, Linsen, Rettich, Radieschen, Sonnenblumenkernen, Kürbiskernen oder Kichererbsen. Allerdings haben diese Samen unterschiedliche Keimzeiten, in der Regel warten Sie 2 bis 5 Tage auf die Ernte.

Frühstücksideen mit Lezithin

Mit einem gesunden und schmackhaften Lezithinfrühstück fängt der Tag viel besser an, denn das Powerpaket Lezithin bringt Sie gleich am Morgen körperlich und geistig in Hochform. Wir haben für Sie verschiedene Rezeptvorschläge zusammengetragen: Süße und körnige Müslis – mit vielen Früchten für eine Extraportion Vitamine. Wer's lieber deftig mag, kann einmal eine herzhafte Suppe, ein kleines Kartoffelgericht oder einen Snack mit Tofu und Gemüse ausprobieren. Diese pikanten Leckereien eignen sich übrigens auch hervorragend für ein spätes oder zweites Frühstück sowie zum Brunchen. Aber ganz gleich ob schnelles Frühaufsteherfrühstück oder gemütlicher Sonntagsbrunch – mit den folgenden Lezithinmuntermachern starten Sie fit in den Tag!

Hirse-Gerste-Müsli

1 Hirse und Gerstenflocken in eine Schale geben und mit Orangensaft beträufeln.

2 Kürbiskerne, Mandelmus und Lezithingranulat zufügen und sorgfältig verrühren.

3 Die geschälte Banane und den gewaschenen Apfel in kleine Würfel schneiden, zugeben und alles vermischen.

4 Nach Wahl Sojasahne, Joghurt oder Sauerrahm auf dem Müsli verteilen und mit Honig süßen.

Pro Portion

2108/504 kJ/kcal • 9 g Eiweiß
19 g Fett • 69 g Kohlenhydrate
11 g Ballaststoffe
2 mg Cholesterin

Für 4 Portionen

- 2 Tassen gekeimte Hirse
- 1 Tasse Gerstenflocken
- 2 EL Orangensaft
- 2 EL Kürbiskerne
- 1 EL Mandelmus
- 2 EL Lezithingranulat
- 1 kleine Banane
- 1 kleiner Apfel
- 4 EL Sojasahne, Joghurt oder Sauerrahm
- 4 TL Honig

■ *Zubereitungszeit: 5 Minuten*

Tipp Wenn Sie die Hirsekeimlinge zu Hause ziehen wollen, kein Problem: Waschen Sie ungeschälte Hirse kalt ab und weichen sie etwa 8 Stunden in Wasser ein. Geben Sie die aufgequollene Hirse in ein sauberes Glas, und lassen Sie sie bei 21 °C 3 Tage lang keimen. Während dieser Zeit sollten Sie die Hirse 2- bis 3-mal täglich mit frischem Wasser spülen.

Für 4 Portionen

- 1 Tasse gekeimte Sonnenblumenkerne
- 1 Tasse gekeimte Kürbiskerne
- 3 EL Rosinen
- 2 Tassen Haferflocken
- 3 EL Lezithingranulat
- 4 EL warme Milch oder
  Sojamilch
- 1 Banane
- 1 Apfel
- 1 TL Zitronensaft
- 4 TL Honig

■ *Zubereitungszeit: 5 Minuten*

Powerfrühstück

1 Sonnenblumen- und Kürbiskeimlinge mit den Rosinen,
den Haferflocken und dem Lezithingranulat in ein Schälchen
geben und mit der Milch
übergießen.
2 Die Banane schälen und in
kleine Würfel schneiden, den
Apfel waschen, fein raspeln, mit
dem Zitronensaft beträufeln
und alles mit dem Honig süßen.
Gut vermischen.

Pro Portion
3217/768 kJ/kcal • 23 g Eiweiß
44 g Fett • 63 g Kohlenhydrate
10 g Ballaststoffe
0 mg Cholesterin

Tipp Sonnenblumen- und Kürbiskeimlinge können Sie ebenso
wie Soja- und Hirsesprossen leicht zu Hause ziehen. Weichen
Sie die Sonnenblumen- und Kürbiskerne getrennt 12 Stunden in
klarem Wasser ein. Nun sollten die Kerne bei mindestens 21 bis
maximal 30 °C in einem Glas keimen. Während der Keimzeit
sollten sie 2- bis 3-mal täglich mit frischem Wasser gespült werden. Am zweiten Tag können Sie die Sprossen dann »ernten«
und ganz frisch auf den Tisch bringen.

Frischkornbrei

1 Den Weizen am Vortag grob
schroten und in einem Schälchen mit Quellwasser bedecken.
Das Schälchen abdecken und
den Schrot über Nacht an einem
kühlen Ort einweichen lassen.
2 Am nächsten Morgen die Haselnüsse bzw. die Mandeln klein
hacken. Mit den Rosinen oder
den klein geschnittenen Datteln,
dem Lezithingranulat und dem
Sauerrahm unter den gequollenen Weizenschrot mischen.
Alle Zutaten verrühren.
3 Das geschälte bzw. gewa-
schene und zerkleinerte Obst
unterheben und den Frisch-
kornbrei servieren.

Pro Portion
1733/414 kJ/kcal • 8 g Eiweiß
19 g Fett • 47 g Kohlenhydrate
10 g Ballaststoffe
21 mg Cholesterin

Für 4 Portionen

- 200 g Weizen
- 1 EL Haselnüsse oder Mandeln
- 4 EL Rosinen oder klein-
  geschnittene Datteln
- 2 EL Lezithingranulat
- 125 g Sauerrahm
- 200 g Obst nach der Jahreszeit

■ *Zubereitungszeit:*
  10 Minuten

Sunrise-Müsli

1 Die Rosinen und Sonnenblumenkerne getrennt in zwei kleinen Schüsseln mit Wasser bedeckt über Nacht einweichen lassen.

2 Am nächsten Tag die Hirse- und die Haferflocken mit der heißen Milch übergießen, das Lezithin und die eingeweichten Rosinen und Sonnenblumenkerne mit dem

Einweichwasser zufügen und alles verrühren.

3 Die geschälte Banane klein würfeln und unter das Müsli mischen.

Pro Portion

1700/406 kJ/kcal • 12 g Eiweiß
15 g Fett • 51 g Kohlenhydrate
6 g Ballaststoffe
7 mg Cholesterin

Variante Peppen Sie das Sunrise-Müsli mit einer Zusatzration Vitaminen auf – mit frischen Früchten! Dabei sorgen z. B. Mangos, Melonen oder Aprikosen für viel Beta-Karotin, Erdbeeren oder Schwarze Johannisbeeren für Vitamin C. Verfeinern können Sie das Müsli dann mit Sojasahne oder normaler Sahne.

Für 4 Portionen

- ¹/₂ Tasse Rosinen
- ¹/₂ Tasse Sonnenblumenkerne
- 1 Tasse Hirseflocken
- 1 Tasse Haferflocken
- 250 ml heiße Milch
- 1 EL Lezithin flüssig
- 1 Banane

■ *Zubereitungszeit: 5 Minuten*

Senkrechtstarter

1 Die Gersten- und Haferflocken mit der Buchweizengrütze in einer Schale vermischen.

2 250 Milliliter Wasser zum Kochen bringen und über die Mischung gießen.

3 Gekeimte Kürbiskerne, Hirsesprossen und das Mandelmus zufügen und verrühren.

4 Die geschälte Banane, die Datteln und die entkernte und geschälte Avocado klein würfeln, mit dem Lezithingranulat zugeben und alles zusammen vermischen.

5 Das Müsli auf vier Schälchen verteilen und Sahne und Sanddornsaft darüber träufeln.

Pro Portion

2805/670 kJ/kcal • 14 g Eiweiß
42 g Fett • 51 g Kohlenhydrate
8 g Ballaststoffe
16 mg Cholesterin

Für 4 Portionen

- ¹/₂ Tasse Gerstenflocken
- ¹/₂ Tasse Haferflocken
- ¹/₂ Tasse Buchweizengrütze
- 1 Tasse gekeimte Kürbiskerne
- ¹/₂ Tasse Hirsesprossen
- 1 EL Mandelmus
- 1 Banane
- 5 getrocknete Datteln
- ¹/₂ Avocado
- 3 EL Lezithingranulat
- 4 EL Sahne
- 4 EL Sanddornsaft

■ *Zubereitungszeit:*
10 Minuten

Pikanter Proteinsnack

Für 4 Portionen

- 300 g Räuchertofu
- 1 Frühlingszwiebel
- 1 Möhre
- 1 kleine Gurke
- 2 EL Olivenöl
- 125 g Sahne
- 2 EL Lezithin flüssig
- 1 Tasse Hirseflocken
- 4 EL Sonnenblumenkerne
- 2 EL gehackte Gartenkräuter

■ *Zubereitungszeit:*
15 Minuten

1 Den Räuchertofu mit einer Gabel fein zerkrümeln.
2 Die Frühlingszwiebel abziehen und in Ringe schneiden.
3 Die Möhre und die Gurke schälen und grob raspeln.
4 Das Öl in einer Pfanne erhitzen, den Tofu und das Gemüse unter Rühren anbraten und mit der Sahne begießen. Das flüssige Lezithin darüber träufeln, die Hirseflocken und die Sonnenblumenkerne zufügen und alles verrühren.
5 Auf vier Schälchen verteilen und mit den Kräutern verzieren.

Pro Portion

2066/494 kJ/kcal • 15 g Eiweiß
37 g Fett • 22 g Kohlenhydrate
4 g Ballaststoffe
34 mg Cholesterin

Herzhafte Frühstückssuppe

Für 4 Portionen

- ¹/₂ l Gemüsebrühe
- 1 großes Blatt Dulsealge
- ¹/₂ Tasse Hirse
- 1 Pastinake oder Möhre
- 1 kleiner Zucchino oder
  1 kleine Gurke
- 1 Frühlingszwiebel
- 1 EL gehackte Gartenkräuter
- 1 EL Lezithin flüssig
- 1 EL Miso
- 2 EL Sauerrahm

■ *Zubereitungszeit:*
20 Minuten

1 Die Brühe mit der Alge aufkochen, die Alge herausnehmen und zur Seite stellen.
2 Die Hirse kalt abspülen, abtropfen lassen und in die kochende Gemüsebrühe geben, auf kleiner Hitze 20 Minuten kochen lassen.
3 Inzwischen Gemüse putzen. Die Pastinake oder Möhre grob raspeln, Zucchino oder Gurke in kleine Würfel und die Frühlingszwiebel in feine Ringe schneiden.
4 Das Gemüse in die Suppe geben, zudecken und kurz aufkochen lassen, die Kochstelle ausschalten und die Suppe 10 Minuten ausquellen lassen.
5 Alge und Kräuter zugeben, das Lezithin mit einem Schneebesen unterrühren.
6 Miso und Sauerrahm in einem kleinen Schälchen sorgfältig vermischen und getrennt zur Suppe servieren.

Pro Portion

648/154 kJ/kcal • 2 g Eiweiß
10 g Fett • 12 g Kohlenhydrate
3 g Ballaststoffe
4 mg Cholesterin

Variante Statt der Dulsealge können auch Hijiki- oder Aramealgen verwendet werden.

Frühstückskartoffelpfanne

1 Die Kartoffeln bürsten, schlechte Stellen ausschneiden und grob raspeln.
2 Das Öl in einer Pfanne erhitzen, Lezithin zufügen und den Majoran kurz anrösten.
3 Die Kartoffeln zugeben und unter ständigem Rühren knusprig braten.

4 Die Kartoffeln mit Salz abschmecken und mit den Sprossen bestreut servieren.

Pro Portion
1135/271 kJ/kcal • 4 g Eiweiß
17 g Fett • 22 g Kohlenhydrate
3 g Ballaststoffe
0 mg Cholesterin

Tipp Wer nicht gern Süßes zum Frühstück mag, wird mit diesem pikanten Gericht gut in den Tag starten können. Es eignet sich auch bestens zu einem reichhaltigen Brunch oder als leichte Zwischenmahlzeit.

Für 4 Portionen

- 500 g Kartoffeln
- 4 EL Olivenöl
- 1 EL Lezithin flüssig
- ½ TL Majoran
- 2 Messerspitzen Meersalz
- 4 EL Alfalfa-, Rettich- oder Bockshornkleesprossen

■ **Zubereitungszeit: 15 Minuten**

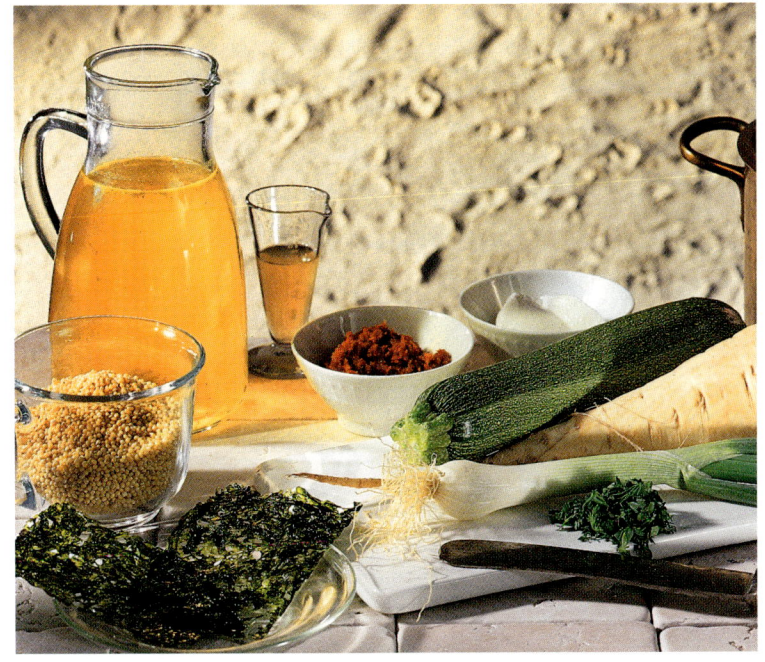

Je frischer die Zutaten, desto köstlicher gelingt die herzhafte Frühstückssuppe. Die heiße Suppe schmeckt morgens, abends oder zwischendurch.

Zwischenmahlzeiten

Wenn Sie geistige Tätigkeiten verrichten, studieren oder viel lernen müssen, ist es besonders wichtig, den Körper zwischendurch mit Lezithin zu versorgen. Ihr Denkvermögen wird besser, Ihre Reaktionen werden schneller, und das Erinnerungsvermögen wird durch das wertvolle Cholin und seinen Zwillingsbruder Inosit gestärkt. Beide Stoffe arbeiten zu Ihrem Wohl stets eng miteinander zusammen. Die Snacks der folgenden Seiten bringen Ihnen die verbrauchte Kraft schnell zurück, damit Sie mit neuem Schwung und Elan zurück an die Arbeit gehen können. Der Muntermacher Lezithin liefert sogar so viel Power, dass Sie auch noch nach der Arbeit genug Energie für sich und Ihre Familie haben!

Pizzabrot

Für 4 Portionen

- 250 g Vollkornmehl
- 1/2 Päckchen Trockenhefe
- 1/2 TL Meersalz
- 1 EL Lezithin flüssig

Belag:
- Öl für das Blech
- 4 Tomaten
- 2 Knoblauchzehen
- 2 EL Olivenöl
- Meersalz
- Pfeffer
- 4 TL getrockneter Oregano

■ *Zubereitungszeit: 45 Minuten*

1 Aus Vollkornmehl, Hefe, Meersalz, Lezithin und 125 Milliliter lauwarmem Wasser einen kompakten Hefeteig bereiten. Den Teig zugedeckt an einem warmen Ort 30 Minuten aufgehen lassen.

2 Den Teig auf einer bemehlten Fläche zu einer Rolle formen, in 4 Teile portionieren und jeweils zu einer Kugel formen.

3 Ein Backblech mit einem Backpinsel einölen, die Teigkugeln auf etwa 20 Zentimeter Durchmesser ausrollen. Die Teigstücke auf das geölte Backblech legen und nochmals kurz aufgehen lassen.

4 Die Tomaten waschen, häuten, klein schneiden und auf die Pizzaböden verteilen.

5 Den Knoblauch abziehen, zerdrücken und auf den Tomaten verteilen. Öl darüber träufeln und mit Meersalz, Pfeffer und Oregano würzen.

6 Das Pizzabrot im vorgeheizten Backofen bei 220 °C (Gas Stufe 4–5) 10 bis 15 Minuten backen.

Pro Portion

1392/332 kJ/kcal • 9 g Eiweiß
13 g Fett • 42 g Kohlenhydrate
7 g Ballaststoffe
0 mg Cholesterin

Champignontoast

1 Das Brot toasten und dünn mit der Sojalezithin-Mayonnaise bestreichen.

2 Die Tomaten waschen. Die Champignons putzen. Beides in Scheiben schneiden. Den Toast zunächst mit den Tomaten, dann mit den Champignons belegen. Mit Kräutersalz und Pfeffer würzen.

3 Den geriebenen Käse darüber streuen und im heißen Backofen kurz überbacken, bis der Käse geschmolzen ist.

Pro Portion
817/195 kJ/kcal • 7 g Eiweiß
7 g Fett • 22 g Kohlenhydrate
2 g Ballaststoffe
12 mg Cholesterin

Info Champignons liefern das wichtige und nur in wenigen Lebensmitteln enthaltene Vitamin D. Dieses fettlösliche Vitamin sorgt für ein gut funktionierendes Knochen- und Nervensystem.

Für 4 Portionen
● 4 Scheiben Vollkorntoast
● 1 EL Sojalezithin-Mayonnaise (siehe Grundrezept, Seite 52)
● 2 Tomaten
● 4 große, braune Champignons
● Kräutersalz
● Pfeffer
● 50 g geriebener Käse

■ *Zubereitungszeit: 10 Minuten*

Sprossentoast mit Tofu

1 Den Knoblauch abziehen. Die Brotscheiben toasten und mit der abgezogenen Knoblauchzehe über die Krusten reiben.

2 Den mit Knoblauch aromatisierten Toast mit Butter bestreichen.

3 Die Räuchertofuscheiben auf den Toast legen.

4 Die Sojasprossen darüber verteilen.

5 Den Sprossentoast mit dem Kräutersalz und dem Pfeffer würzen. Die Brotscheiben je mit einem Klecks Sojalezithin-Mayonnaise verzieren.

Pro Portion
443/106 kJ/kcal • 6 g Eiweiß
6 g Fett • 6 g Kohlenhydrate
1 g Ballaststoffe
6 mg Cholesterin

Variante Belegen Sie die Toasts jeweils mit einer Scheibe Käse (für besondere Würze sorgt beispielsweise ein alter Gouda). Überbacken Sie die Toasts gerade so lange, bis der Käse geschmolzen ist. So bleiben die Sprossen schön knackig.

Für 4 Portionen
● 1 Knoblauchzehe
● 4 Scheiben Vollkorntoast
● etwas Butter
● 8 Scheiben Räuchertofu
● 100 g Sojasprossen
● Kräutersalz
● frisch gemahlener Pfeffer
● 1 EL Sojalezithin-Mayonnaise (siehe Grundrezept, Seite 52)

■ *Zubereitungszeit: 10 Minuten*

Für 1 Portion

- 100 g Tofu mit Algen und Sojasprossen
- 1 EL Olivenöl
- ½ Bund Kräuter
- 1 EL Lezithin flüssig
- 1 Scheibe Vollkorntoast
- 1 EL Radieschensprossen

■ *Zubereitungszeit: 10 Minuten*

Lezithinrührtofu auf Toast

1 Den Tofu mit der Gabel zerdrücken.

2 Das Öl in einer Pfanne erhitzen und den Tofu anbraten. Die Kräuter waschen, trockentupfen und fein hacken. Zusammen mit dem Lezithin flüssig dem Tofu zugeben und verrühren.

3 Das Brot toasten, den Rührtofu darauf verteilen und mit den Sprossen verzieren.

Pro Portion
427/101 kJ/kcal • 3 g Eiweiß
9 g Fett • 1 g Kohlenhydrate
0 g Ballaststoffe
0 mg Cholesterin

Gefüllte Gurkenstücke

1 Die Gurke waschen, trocknen, mit einer Gabel der Länge nach die Schale einritzen, die Enden abschneiden, in etwa 4 gleich große Stücke schneiden und halbieren.

2 Jedes Gurkenstück aushöhlen, dabei etwa ½ Zentimeter dicken Rand stehen lassen (das Ausgehöhlte für Gemüsesaft, Suppe, Salat oder eine Gurkenmaske verwenden).

3 Den Frischkäse in ein Schälchen geben und das Lezithin unterrühren.

4 Den Dill waschen und trockentupfen. 4 Zweiglein zum

Verzieren aufheben, den Rest klein hacken und zufügen.

5 Die Champignons mit einem Küchenkrepp trocken abreiben, ebenfalls sehr klein hacken und mit dem Pfeffer unter den Frischkäse rühren.

6 Die Gurkenstücke mit der Masse füllen und mit den zurückbehaltenen Dillzweiglein verzieren.

Pro Portion
525/125 kJ/kcal • 8 g Eiweiß
8 g Fett • 3 g Kohlenhydrate
1 g Ballaststoffe
10 mg Cholesterin

Für 4 Portionen

- 1 Salatgurke
- 250 g Kräuterfrischkäse
- 1 EL Lezithin flüssig
- 2 Dillzweige
- 100 g rosa Champignons
- frisch gemahlener Pfeffer

■ *Zubereitungszeit: 15 Minuten*

Tipp Am besten schmecken die Gurkenstücke mit Vollkorntoast – als Snack oder auch als Vorspeise. Probieren Sie statt Gurken auch einmal Tomaten oder Paprikaschoten zum Füllen.

Gefüllte Tomaten

1 Die Tomaten waschen, trocknen, jeweils einen Deckel abschneiden und aushöhlen.
2 Die Kapern und die Essiggurke klein hacken und in ein Schälchen geben.
3 Den geräucherten Tofu in sehr dünne Streifen schneiden. Den Käse reiben und zusammen mit dem Tofu in das Schälchen geben. Die Mayonnaise zufügen und alles verrühren.
4 Die Masse in die Tomaten füllen. Die Deckel aufsetzen.

Pro Portion
597/143 kJ/kcal • 84 g Eiweiß
7 g Fett • 4 g Kohlenhydrate
4 g Ballaststoffe
2 mg Cholesterin

Für 4 Portionen

- 4 Tomaten
- 1 EL Kapern
- 1 kleine Essiggurke
- 50 g geräucherter Tofu
- 50 g Käse
- 3 EL Sojalezithin-Mayonnaise (siehe Grundrezept, Seite 52)

■ *Zubereitungszeit: 10 Minuten*

Tipp Sie können die gefüllten Tomaten ganz schlicht mit gebuttertem Vollkorntoast servieren. Die Tomaten eignen sich auch prima für kalte Buffets. Rohkostplatten oder Getreidesalaten verleihen sie mehr Pepp – und eine Extraportion Lezithin.
Eine witzige Dekorationsidee für Kinder: Zaubern Sie aus den gefüllten Tomaten mit einigen Tupfern Sojamayonnaise kleine Fliegenpilze, dann schmeckt's gleich noch mal so gut.

Bunte Tortillas

1 Maismehl, 8 Esslöffel Wasser, Lezithin, Koriander und Meersalz in einer Schüssel zu einem halbflüssigen Teig verrühren und 10 Minuten quellen lassen.
2 Die Champignons putzen und feinblättrig schneiden.
3 Die Paprikaschoten waschen, Trennwände und Kerne entfernen und klein schneiden. Mais abgießen. Gemüse und Pilze zum gequollenen Teig geben.
4 Jeweils 1 Esslöffel Olivenöl pro Tortilla in einer Pfanne erhitzen, nacheinander die Tortillas ausbacken, mit Meersalz und Pfeffer würzen. Die fertigen Tortillas jeweils warm stellen.

Pro Portion
1205/288 kJ/kcal • 4 g Eiweiß
18 g Fett • 24 g Kohlenhydrate
3 g Ballaststoffe
0 mg Cholesterin

Für 4 Portionen

- 8 EL Maismehl (fein gemahlene Polenta)
- 1 EL Lezithin flüssig
- 1 EL gehackter Koriander
- $1/2$ TL Meersalz
- 8 Champignons
- je 1 Streifen grüne und rote Paprikaschote
- 1 kleine Dose Mais
- 4 EL Olivenöl
- Pfeffer

■ *Zubereitungszeit: 20 Minuten*

Für 8 Portionen

- 1 große Gemüsezwiebel
- 2 Knoblauchzehen
- 1 Bund Petersilie
- 500 g Tofu
- 5 EL pürierte Tomaten
- 1/2 TL Meersalz
- 1/4 TL Pfeffer
- 1/4 TL gemahlene Muskatnuss
- 1 EL Flüssigwürze
- Semmelbrösel nach Bedarf
- 5 EL Olivenöl

■ *Zubereitungszeit: 20 Minuten*

Tofuburger

1 Die Gemüsezwiebel abziehen und klein schneiden. Die Knoblauchzehen abziehen und zerdrücken.

2 Die Petersilie waschen und trockentupfen. Die groben Stiele entfernen und die Blätter fein hacken.

3 Den Tofu auf einem flachen Teller mit der Gabel möglichst fein zerdrücken.

4 Petersilie, pürierte Tomaten, Meersalz, Pfeffer, Muskatnuss und Flüssigwürze zufügen und gut vermischen.

5 Alles zusammen in eine Schüssel geben und so viel Semmelbrösel zufügen, dass eine gut formbare Masse entsteht.

6 Aus der Masse flache, gleich große Burger formen, das Öl in einer Pfanne erhitzen und die Burger auf beiden Seiten 5 Minuten ausbacken.

Pro Portion
805/193 kJ/kcal • 17 g Eiweiß
7 g Fett • 15 g Kohlenhydrate
3 g Ballaststoffe
0 mg Cholesterin

Variante Probieren Sie statt einfachem Tofu doch einmal Räuchertofu oder Tofu mit Zusätzen, wie z. B. Algen.

Tipp Servieren Sie die Tofuburger wie Hamburger – dann werden besonders Kinder davon begeistert sein! Zur Abwechslung: Mit Käse überbacken zaubern Sie aus dem Tofuburger einen saftigen Cheeseburger.
Mit Kartoffeln, Nudeln und/oder Gemüse als Beilage wird aus dem Tofusnack schnell ein richtiges Hauptgericht. Auch Getreide wie Hirse oder Reis passen gut dazu. Sojaburger eignen sich außerdem hervorragend als vegetarische – und besonders lezithinreiche – Alternativen zum Grillen.

Info Tofu ist nicht nur eine wichtige Lezithinquelle. Er liefert zudem große Mengen Kalzium, aber auch Magnesium, Natrium und Eisen. Und neben seinem hohen Eiweißgehalt steckt in Tofu überhaupt kein Cholesterin!

Burritorollen mit Avocadodip

Für 8 Portionen

1 Das Öl in einem Topf erhitzen, das Bohnenkraut und die Muskatnuss dazugeben.

2 Mit den passierten Tomaten ablöschen, das Suppengemüse zufügen und kurz aufkochen lassen.

3 Die Bohnen abgießen, die geputzten und gewaschenen Paprikaschoten in kleine Würfel schneiden.

4 Bohnen und Paprikastücke zu den Tomaten geben und 10 Minuten kochen lassen.

5 Die Masse mit einem Pürierstab oder dem Kartoffelstampfer pürieren. Falls sie zu flüssig sein sollte, etwas Semmelbrösel zugeben und nochmals aufkochen lassen.

6 Mit Cayennepfeffer und Gemüsebrühe abschmecken.

7 Alle Teigfladen dünn mit der Crème fraîche bestreichen und jeweils 5 bis 7 Esslöffel Bohnenmasse darauf verteilen. Die Fladen aufrollen, mit Haushaltsfolie abdecken und 15 Minuten kühl stellen.

8 Für den Dip die Avocados halbieren, den Kern entfernen und mit einem Löffel das Fruchtfleisch aus der Schale lösen.

9 Das Fruchtfleisch mit Chilipulver, Meersalz und Sahne fein pürieren. Die Limonen auspressen, Saft und Pfeffer zufügen und nochmals verrühren.

10 Die gekühlten Rollen in 1 bis 2 Zentimeter dicke Scheibchen schneiden, auf Platten legen und mit dem Avocadodip servieren.

Pro Portion

1899/456 kJ/kcal • 16 g Eiweiß
22 g Fett • 42 g Kohlenhydrate
13 g Ballaststoffe
18 mg Cholesterin

Füllung:
- 2 EL Olivenöl
- 1 TL Bohnenkraut
- 1 Messerspitze gemahlene Muskatnuss
- 250 g passierte Tomaten
- 2 EL getrocknetes Suppengemüse
- 1 große Dose Kidneybohnen (425 ml)
- je 1/2 rote und grüne Paprikaschote
- Semmelbrösel
- Cayennepfeffer
- gekörnte Gemüsebrühe
- 4 EL Crème fraîche
- 4 Teigfladen für Strudel (in türkischen Geschäften und gut sortierten Supermärkten erhältlich)

Avocadodip:
- 2 Avocados
- 2 Messerspitzen Chilipulver
- 1 TL Meersalz
- 2 EL Sahne
- 2 Limonen
- Pfeffer

■ *Zubereitungszeit: 30 Minuten*

Info Avocados haben's in sich: In ihnen steckt viel Vitamin D – in 100 Gramm bereits die empfohlene Tagesdosis. Vitamin D ist wichtig für die Zahn- und Knochenbildung sowie für die Regulierung des Phosphor- und Kalziumhaushalts. Ein Mangel an diesem Vitamin äußert sich in Muskelschwäche, Zahnausfall, Anfälligkeit für Knochenbrüche und Reizbarkeit. Für Vegetarier ist Butter neben Avocados die wichtigste Vitamin-D-Quelle.

Erfrischende Rohkost und Salate

Eine Extraportion Vitamine kann man immer gebrauchen. Salate sind sehr beliebt als kleiner Snack für zwischendurch, wenn die Arbeit nur kurz unterbrochen werden kann und man unbelastet aus der Pause an den Arbeitsplatz zurückkehren möchte. Wichtig ist, dass die Zutaten möglichst frisch sind. Langes Wässern oder Aufbewahren im gewaschenen Zustand laugt die Salate aus, und die wasserlöslichen Vitamine schwimmen dahin. Damit die fettlöslichen Vitamine vom Körper aufgenommen und verwertet werden können – dafür sorgt das Lezithin im Dressing!

Für 4 Portionen

- 1 Bund Sauerampfer
- 1 Bund Löwenzahn
- 1 Bund Rucola
- 1 Bund Wasserkresse

Sauce:
- 125 g Sahne
- 2 EL Lezithin flüssig
- 1 EL Sonnenblumenöl
- 2 EL Himbeeressig
- 1 Knoblauchzehe
- Kräutersalz
- frisch gemahlener Pfeffer
- 200 g Kräuterfrischkäse

■ *Zubereitungszeit:*
15 Minuten

Frühlingssalat mit Kräutercreme

1 Sauerampfer, Löwenzahn, Rucola und Wasserkresse waschen, trockentupfen, zerpflücken und in eine große Schüssel geben.

2 Für die Salatsauce Sahne, Lezithin, Öl und Essig in einem Schälchen verrühren.

3 Den Knoblauch abziehen, zerdrücken und zugeben. Mit Salz und Pfeffer abschmecken.

4 Die Sauce über den vorbereiteten Salat gießen und den Salat in dem Dressing wenden. Den Frischkäse in Flöckchen darauf verteilen.

Pro Portion
1122/268 kJ/kcal • 7 g Eiweiß
23 g Fett • 5 g Kohlenhydrate
2 g Ballaststoffe
50 mg Cholesterin

Hinweis Wild- und Gartenkräuter liefern uns eine Menge Vitamine und Mineralstoffe, die uns besonders im Frühjahr in Schwung bringen. Holen Sie sich die kleinen Powerpakete von Ihrem Sonntagsspaziergang weit ab von Autobahnen und Straßen nach Hause, und genießen Sie diese so bald wie möglich! Denn nur erntefrisch steckt in ihnen noch die ganze Kraft der Natur. Allein durch eine Lagerung von z. B. drei Tagen gehen durchschnittlich etwa 50 Prozent der Vitamine verloren, und das kräftige Aroma leidet ebenfalls.

Marinierter Auberginensalat

1 Die Auberginen waschen und den Stielansatz abschneiden. Die Schale der Länge nach mit einer Gabel einritzen, die Auberginen der Länge nach halbieren und in dünne Scheiben schneiden.

2 Öl und Lezithin in einer Pfanne verrühren, erhitzen und die Auberginenscheiben beidseitig 5 Minuten goldbraun braten, salzen und zugedeckt weitere 5 Minuten garen lassen.

3 Die Knoblauchzehe abziehen, mit einer Knoblauchpresse zerdrücken und unter die Auberginen mischen.

4 Den Essig darüber träufeln, nach Geschmack pfeffern und lauwarm servieren.

Pro Portion

743/178 kJ/kcal • 2 g Eiweiß
16 g Fett • 4 g Kohlenhydrate
2 g Ballaststoffe
0 mg Cholesterin

Für 4 Portionen

- 2 mittelgroße Auberginen
- 2 EL Kräuteröl
- 2 EL Lezithin flüssig
- 1/2 TL Meersalz
- 1 Knoblauchzehe
- 1/8 l Rotweinessig
- frisch gemahlener Pfeffer

■ *Zubereitungszeit:*
20 Minuten

Rote-Bete-Apfel-Salat

1 Rote Bete schälen und vierteln. Äpfel waschen und entkernen. Beides fein raspeln.

2 Sahne, Granulat und Sonnenblumenkerne untermischen.

Pro Portion

941/225 kJ/kcal • 3 g Eiweiß
18 g Fett • 11 g Kohlenhydrate
4 g Ballaststoffe
16 mg Cholesterin

Variante Statt Sonnenblumenkerne können auch Kürbiskerne verwendet werden.

Info Samen und Kerne zählen neben Pflanzenölen zu den wichtigsten Lieferanten von Vitamin E. So stecken beispielsweise in nur einer Portion Sonnenblumenkerne, das sind etwa 15 Gramm, bereits rund ein Drittel des täglichen Gesamtbedarfs, nämlich 3,3 Milligramm. Vitamin E gehört wie Vitamin C und Beta-Karotin zu den Antioxidanzien. Diese Stoffe wirken wie ein biologischer Schutzschild für den Körper: Sie unterstützen die Zellen im Kampf gegen schädliche Umwelteinflüsse.

Für 4 Portionen

- 2 kleine Rote Bete
- 2 süße Äpfel
- 4 EL Sahne
- 2 EL Lezithingranulat
- 2 EL Sonnenblumenkerne

■ *Zubereitungszeit:*
10 Minuten

Amerikanischer Spinatsalat

Für 4 Portionen

- 16 kleine Frühkartoffeln
- $1/4$ TL Meersalz
- 1 Zweig Rosmarin
- 1 Zweig Thymian
- 1 Zweig Oregano
- 300 g Spinat
- 100 g Sojasprossen
- 16 Cherrytomaten

Sauce:
- 2 EL Olivenöl
- 2 EL Lezithin flüssig
- 2 EL Sojasauce
- 3 EL Weißweinessig
- frisch gemahlener Pfeffer
- 2 Knoblauchzehen

■ *Zubereitungszeit:
15 Minuten*

1 Die Kartoffeln unter fließendem Wasser abbürsten und halbieren.

2 $1/4$ Liter Wasser, Meersalz, Rosmarin, Thymian und Oregano zusammen zum Kochen bringen und die Kartoffeln bei kleiner Hitze 15 Minuten darin garen.

3 Spinat waschen und trockenschwenken. Die groben Stiele entfernen und die Blätter in breite Streifen schneiden.

4 Die Sojasprossen waschen und mit den ebenfalls gewaschenen Tomaten und dem Spinat in eine große Schüssel geben.

5 Für die Salatsauce Olivenöl, Lezithin, Sojasauce, Essig und Pfeffer in einen Rührbecher geben.

6 Die Knoblauchzehen abziehen, zufügen und die Sauce mit einem Stabmixer pürieren.

7 Die gegarten Kartoffeln abgießen (das Kochwasser auffangen und anderweitig verwenden) und mit kaltem Wasser abbrausen.

8 Die Kartoffeln mit dem Gemüse und den Sojasprossen vermischen, die Marinade darüber gießen, alle Zutaten miteinander verrühren und den Salat sofort servieren.

Pro Portion

985/235 kJ/kcal • 7 g Eiweiß
15 g Fett • 16 g Kohlenhydrate
5 g Ballaststoffe
0 mg Cholesterin

Variante Für einen sehr pikanten Salat können Sie einfach einige Chiliringe darüber streuen.

Info Dieser Salat versorgt Sie nicht nur mit Lezithin, sondern auch mit einer Menge Beta-Karotin – dank des Spinats. Denn das grüne Gemüse enthält eine besonders hohe Konzentration dieses lebenswichtigen Stoffs. Beta-Karotin ist im Körper für die Vitamin-A-Bildung zuständig und schützt die Zellen vor Angriffen durch freie Radikale. Übrigens: Weitere Hauptlieferanten von Beta-Karotin sind andere grüne Blattgemüse wie Fenchel, Grünkohl und Mangold sowie Tomaten, Möhren, Brokkoli, Aprikosen und Mangos.

Bunter Salatteller mit Fetakäse

1 Die Blattsalate waschen, trocknen, zerpflücken und in eine große Schüssel geben.
2 Die Gurke waschen und die Schale der Länge nach mit einer Gabel einritzen. Die Gurke in dünne Scheiben schneiden.
3 Zucchini waschen und raspeln, Champignons putzen und in Scheiben schneiden. Die Paprikaschoten in Streifen schneiden. Gemüse vermischen.
4 Für die Salatsauce Sahne, Lezithingranulat, Sojaöl,

Meersalz und Essig in einem Schälchen vermischen.
5 Den Knoblauch abziehen, zerdrücken und zugeben. Die Sauce verrühren, über den Salat gießen und pfeffern. Den Fetakäse in Würfel schneiden und auf dem Salat verteilen.

Pro Portion

1870/447 kJ/kcal • 12 g Eiweiß
39 g Fett • 7 g Kohlenhydrate
3 g Ballaststoffe
64 mg Cholesterin

Für 4 Portionen

- ½ Lollo Rosso
- ½ Kopfsalat
- 1 Bund Rucola
- ½ Gurke
- je 1 kleiner grüner und gelber Zucchino
- 8 rosa Champignons
- je ½ grüne und rote Paprikaschote

Sauce:
- 125 g Sahne
- 2 EL Lezithingranulat
- 3 EL Sojaöl
- ½ TL Meersalz
- 1 EL Obstessig
- 1 Knoblauchzehe
- frisch gemahlener Pfeffer
- 200 g Fetakäse

■ *Zubereitungszeit:
15 Minuten*

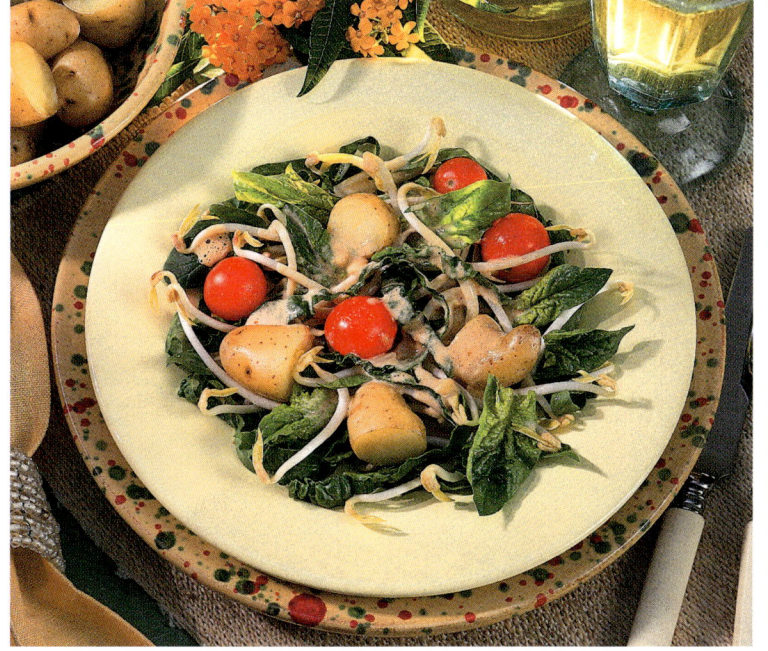

*Die intensiv schmecken-
den frischen Kräuter wie
Rosmarin, Thymian und
Oregano geben dem ame-
rikanischen Spinatsalat
eine kräftige Würze.*

Für 4 Portionen

- 1 Eisbergsalat
- 1 kleine Salatgurke
- 1 Avocado
- 12 Cherrytomaten
- 1 Möhre

Sauce:

- 125 g Sauerrahm
- 2 EL Lezithingranulat
- 1 Knoblauchzehe
- etwas Zitronensaft
- Kräutersalz
- frisch gemahlener Pfeffer

■ *Zubereitungszeit: 15 Minuten*

Sommersalat

1 Den Eisbergsalat waschen, trocknen, zerpflücken und auf vier Teller verteilen.

2 Die Gurke waschen und mit einer Gabel der Länge nach einritzen. Die Gurke in Scheiben schneiden und über die Salatblätter verteilen.

3 Die Avocado halbieren und den Stein entfernen. Das Fruchtfleisch mit einem scharfkantigen Esslöffel aus der Schale lösen, in Streifen schneiden und die Ränder der Salatteller damit dekorieren.

4 Die Cherrytomaten waschen, abtrocknen und halbieren. Die Tomaten zwischen den Avocadostreifen verteilen.

5 Die Möhre schälen, in sehr dünne Scheibchen schneiden oder grob raspeln und über den Salat geben.

6 Für die Salatsauce den Sauerrahm mit dem Lezithin verrühren. Die Knoblauchzehe abziehen, zerdrücken und zugeben. Mit Zitronensaft, Kräutersalz und Pfeffer abschmecken.

7 Die Salatsauce jeweils gleichmäßig über das Salatarrangement gießen.

Pro Portion

1413/338 kJ/kcal • 4 g Eiweiß
31 g Fett • 7 g Kohlenhydrate
3 g Ballaststoffe
9 mg Cholesterin

Variante Probieren Sie statt Eisbergsalat Wildkräuter, wie z. B. Löwenzahn, Sauerampfer oder Rucola. Oder ersetzen und/oder ergänzen Sie den Eisbergsalat mit Blattgemüsen wie Spinat oder anderen Blattsalaten. Besonders geeignet sind Chicorée, Lollo Rosso oder Endiviensalat. Übrigens: In frisch geernteten Blattsalaten steckt viel Folsäure, die für Aufbau und Teilung der Zellen wichtig ist.

Tipp Aus der Möhre lassen sich mit wenig Aufwand dekorative Blüten zaubern. Dazu wird die Möhre der Länge nach mit 3 bis 5 Kerben versehen. Diese sollten etwa 3 Millimeter tief sein. Danach wird die Möhre in dünne Scheibchen geschnitten, die dann die Form von Blüten haben.

Getreidesprossen-Rohkost

1 Sprossen in eine Schüssel geben, Möhre raspeln und alles mit der Sojasauce beträufeln.

2 Die Weintrauben waschen, halbieren und untermischen.

3 Das Sauerkraut klein schneiden und darüber geben.

4 Öl erhitzen, Majoran kurz darin anrösten und noch heiß über das Sauerkraut gießen.

5 Den Salat mit Pfeffer und Kräutersalz abschmecken und mit den Rettichkeimlingen verziert servieren.

Pro Portion
938/224 kJ/kcal • 5 g Eiweiß
13 g Fett • 18 g Kohlenhydrate
5 g Ballaststoffe
0 mg Cholesterin

Für 4 Portionen
- 100 g Weizensprossen
- 100 g Hafersprossen
- 1 Möhre
- 1 EL Sojasauce
- 100 g kernlose Weintrauben
- 200 g Sauerkraut
- 1 kleiner Apfel
Sauce:
- 4 EL Öl
- 1 TL Majoran
- Pfeffer, Kräutersalz
- 2 EL Rettichkeimlinge

■ *Zubereitungszeit:*
   10 Minuten

Reissalat mit Erbsensprossen

1 Den Reis waschen, 300 Milliliter Wasser zum Kochen bringen und den Reis darin bei schwacher Hitze etwa 45 Minuten garen.

2 Nach 20 Minuten den Gemüsebrühwürfel und die Erbsensprossen hinzufügen und noch etwas Wasser nachgießen.

3 Nach Ende der Kochzeit den Deckel abnehmen und das Reis-Erbsen-Gemisch auskühlen lassen.

4 Für die Sauce Sauerrahm, Zitronensaft und Senf in einem Schälchen verrühren.

5 Die Zwiebel abziehen, klein schneiden und mit dem Kräutersalz und den Kräutern zur Sauce geben und verrühren.

6 Den Salat mit der Sauce gut vermischen und vor dem Servieren 1 Stunde durchziehen lassen. Mit den gekeimten Sonnenblumenkernen bestreut anrichten.

Pro Portion
1422/340 kJ/kcal • 10 g Eiweiß
17 g Fett • 33 g Kohlenhydrate
5 g Ballaststoffe
9 mg Cholesterin

Für 4 Portionen
- 150 g Naturreis
- 1/2 Gemüsebrühwürfel
- 250 g Erbsensprossen
Sauce:
- 125 g Sauerrahm
- Saft von 1/2 Zitrone
- 1 EL Senf
- 1 Zwiebel
- Kräutersalz
- 4 EL gehackte Kräuter
- 4 EL gekeimte Sonnenblumenkerne

■ *Zubereitungszeit:*
   45 Minuten

Tipp Dieser Reissalat sättigt, ohne zu belasten. Er eignet sich auch besonders gut zum Mitnehmen, z. B. ins Büro und auf lange Autofahrten oder ganz gemütlich zum Picknicken.

Sojasprossensalat

Für 4 Portionen

- 200 g Sojasprossen
- 4 Tomaten
- 1 Bund Rucola

Sauce:

- 3 EL Sauerrahm
- 2 EL Chiliöl
- 1 TL Kräutersalz
- 1/2 TL Currypulver

■ *Zubereitungszeit:*
10 Minuten

1 Die Sprossen in eine Schüssel geben, mit Wasser füllen, die oben schwimmenden Teile abschöpfen und die Sprossen abgießen.
2 Die Tomaten überbrühen, abziehen, halbieren und die Kerne entfernen. Die Tomaten achteln.
3 Rucola waschen, trocknen und damit den Rand von vier Salattellern belegen. Jeweils Sojasprossen in die Mitte geben und Tomatenachtel zwischen dem Salat anrichten.
4 Für die Sauce Sauerrahm, Öl, Kräutersalz und Currypulver zu einer Marinade verrühren und über den Salat träufeln.

Pro Portion

683/163 kJ/kcal • 5 g Eiweiß
13 g Fett • 6 g Kohlenhydrate
2 g Ballaststoffe
5 mg Cholesterin

Kräftiger Bauernsalat

Für 4 Portionen

- 250 g Roggensprossen
- 2 Frühlingszwiebeln
- 2 Möhren
- 50 g Haselnüsse
- 1 TL Öl

Sauce:

- 200 g Joghurt oder Sauerrahm
- 2 EL Zitronensaft
- Kräutersalz
- frisch gemahlener Pfeffer
- 1 Bund Petersilie

■ *Zubereitungszeit:*
15 Minuten

1 Die Roggensprossen in eine Schüssel geben.
2 Die Frühlingszwiebeln waschen und klein schneiden. Die Möhren putzen, grob raspeln und alles zusammen in der Schüssel vermischen.
3 Die Haselnüsse grob hacken, in einer Pfanne mit dem Öl rösten und zum Abkühlen zur Seite stellen.
4 In der Zwischenzeit für die Sauce Joghurt oder Sauerrahm, Zitronensaft, Kräutersalz und Pfeffer vermischen.
5 Das Dressing über den Salat gießen und gut untermischen. Wenn die Haselnüsse vollständig erkaltet sind, diese über den Salat streuen.
6 Die Petersilie waschen, die Blätter abzupfen, grob hacken und die Salatteller damit verzieren.

Pro Portion

744/178 kJ/kcal • 6 g Eiweiß
10 g Fett • 13 g Kohlenhydrate
3 g Ballaststoffe
6 mg Cholesterin

Info Roggensprossen und Haselnüsse geben dem kräftigen Bauernsalat eine Extraportion Lezithin.

Wildkräutersalat

Für 4 Portionen

1 Die Wild- und die Gartenkräuter waschen und in der
Salatschleuder trocknen.

2 Bärlauch und Brennnesseln
durch die Kräutermühle drehen
und in ein Schälchen geben. Die
übrigen Kräuter je nach Größe
in Streifen schneiden oder die
Blätter abzupfen und in eine
Schüssel geben.

3 Sonnenblumenöl, Zitronensaft, Dickmilch, Sojasauce und
frisch gemahlenen Pfeffer zum
Bärlauch und den Brennnesseln

geben und zu einer Marinade
verrühren.

4 Die Marinade über die vorbereiteten Kräuter und Weizensprossen träufeln und unterrühren, mit den Walnüssen bestreuen und den Salat rasch
servieren.

Pro Portion

1048/250 kJ/kcal • 7 g Eiweiß
14 g Fett • 21 g Kohlenhydrate
3 g Ballaststoffe
4 mg Cholesterin

- 1 Bund gemischte Wildkräuter
  (z. B. Sauerampfer, Löwenzahn, Rucola, junge Brenn-
  nessel, Taubnessel, Giersch,
  Bärlauch)
- 1 Bund Gartenkräuter
  (z. B. Kürbis- und Kresseblätter,
  Liebstöckel, Zitronenmelisse,
  Petersilie, Koriander)

Sauce:
- 3 EL Sonnenblumenöl
- 2 EL Zitronensaft
- 5 EL Dickmilch
- 1 EL Sojasauce
- frisch gemahlener Pfeffer
- 100 g Weizensprossen
- 50 g gehackte Walnüsse

■ *Zubereitungszeit:
15 Minuten*

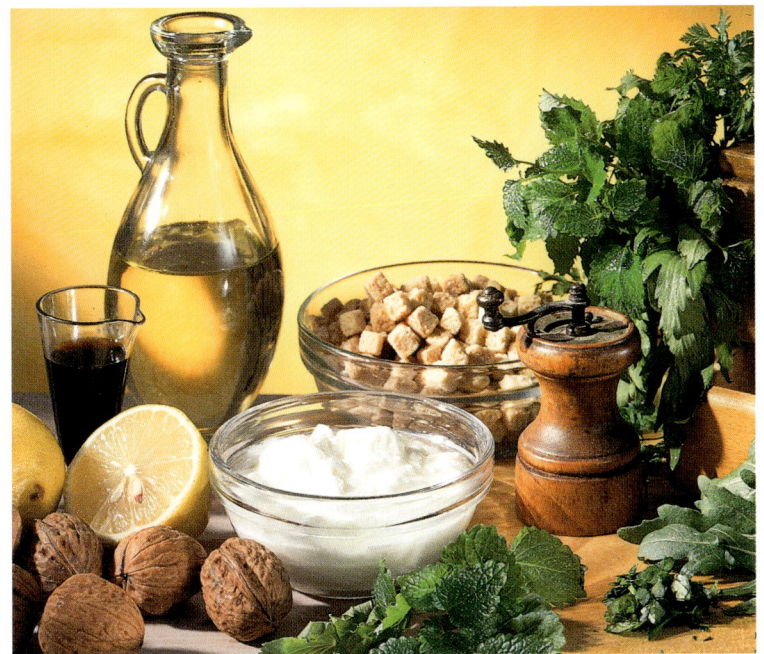

*Frische Kräuter für den
Wildkräutersalat erhalten
Sie in Gemüseläden oder
auf Bauernmärkten. Kenner
finden sie auch auf naturbelassenen Wiesen.*

Für 4 Portionen

- 4 Möhren
- 2 große Pastinaken
- 1 Tasse gekeimte Hirse
- 3 EL Sauerrahm
- 1 EL Lezithin flüssig
- 1 EL Kürbiskernöl
- 2 EL Zitronensaft
- Kräutersalz
- 1 Bund Koriander

■ *Zubereitungszeit: 15 Minuten*

Für 4 Portionen

- 200 g Fetakäse
- 200 g Hafersprossen
- 1 säuerlicher Apfel
- 1 Orange
- 150 g Feldsalat
- 2 EL gekeimte Sonnenblumenkerne

■ *Zubereitungszeit: 15 Minuten*

Für 4 Portionen

- 100 g kernlose Weintrauben
- 1 Orange
- 2 Scheiben frische Ananas
- 100 g Bergkäse
- 100 g Gouda
- 100 g Tilsiter
- 8 EL Roggensprossen
- 200 g Sojalezithin-Mayonnaise (siehe Grundrezept, Seite 52)
- 1 EL eingelegter grüner Pfeffer

■ *Zubereitungszeit: 10 Minuten*

Anti-Stress-Rohkost

1 Die Möhren und die Pastinaken schälen, mittelgrob raspeln und mit der gekeimten Hirse vermischen.
2 Aus Sauerrahm, Lezithin, Öl, Zitronensaft und Kräutersalz mit dem Stabmixer eine Marinade rühren und über die Rohkost verteilen.

3 Koriander waschen, trocknen und mit den Blättchen die Rohkost garnieren.

Pro Portion
986/236 kJ/kcal • 3 g Eiweiß
14 g Fett • 23 g Kohlenhydrate
6 g Ballaststoffe
5 mg Cholesterin

Süßsaurer Hafersprossensalat

1 Den Fetakäse zerbröseln und mit den Hafersprossen in einer Schüssel vermischen.
2 Den Apfel waschen und trockenreiben. Die Orange schälen. Beides in kleine Würfel schneiden und zufügen.
3 Den Feldsalat waschen, putzen und auf vier Schälchen verteilen.

4 Die Sprossen-Obst-Mischung auf den Feldsalat setzen und mit den gekeimten Sonnenblumenkernen bestreut servieren.

Pro Portion
988/236 kJ/kcal • 13 g Eiweiß
13 g Fett • 13 g Kohlenhydrate
3 g Ballaststoffe
30 mg Cholesterin

Pikanter Käsesalat

1 Weintrauben waschen, trocknen und abzupfen. Orange und Ananas schälen und würfeln.
2 Den Käse in dünne Streifen schneiden.
3 Die Roggensprossen mit dem Obst und dem Käse vermischen. Die Mayonnaise unter den Salat

heben und die Pfefferkörner darüber streuen.

Pro Portion
2603/622 kJ/kcal • 20 g Eiweiß
50 g Fett • 15 g Kohlenhydrate
2 g Ballaststoffe
47 mg Cholesterin

Leichte Mahlzeiten zum Abnehmen

Ganz ohne Stress in einigen Wochen fünf Pfund weniger auf der Waage! Dabei bleiben Sie fit und leistungsfähig. Alle Gerichte sind blitzschnell zubereitet und können natürlich mit vielen Zutaten aus dem Kühl- oder Vorratsschrank ersetzt werden. Wichtig ist, dass Sie genügend Lezithin zufügen. Das ist die Garantie für Leistungsfähigkeit und hilft beim Entschlacken. Denken Sie auch daran, genügend Mineralwasser und ungesüßten Tee zu trinken, damit die gelösten Toxine rasch ausgeschieden werden. Ein mäßiges Fitnessprogramm unterstützt die Selbstheilungskräfte des Körpers! Versorgen Sie Ihren Organismus zusätzlich mit genügend frischer Luft durch einen täglichen Powerwalk, egal wie das Wetter ist!

Tofunockerln auf Wirsing

1 Die äußeren Blätter des Wirsings entfernen, den Wirsing vierteln, den Strunk herausschneiden. Den Rest waschen, trocknen und in Streifen schneiden.

2 Die Wirsingstreifen in einer Pfanne im Öl andünsten, mit der Gemüsebrühe ablöschen und zugedeckt einige Minuten garen lassen.

3 Butter, Tofu, Lezithin, Meersalz und Muskatnuss in einen Rührbecher geben und mit dem Handrührgerät schaumig schlagen. So viel Weizengrieß zufügen, dass eine weiche, formbare Masse entsteht.

4 Mit zwei angefeuchteten Teelöffeln Nockerln von der Grießmasse abstechen und vorsichtig auf den Wirsing gleiten lassen.

5 Die Pfanne wieder zudecken und das Gericht bei kleiner Hitze 20 Minuten fertig garen. Nicht umrühren! Für Gäste, die nicht unbedingt Diät halten wollen, mit Salz- oder Rosmarinkartoffeln servieren.

Pro Portion
1743/415 kJ/kcal • 16 g Eiweiß
27 g Fett • 24 g Kohlenhydrate
10 g Ballaststoffe
24 mg Cholesterin

Für 2 Portionen
- 1 kleiner Wirsingkohl
- 1 EL Öl
- 250 ml Gemüsebrühe

Nockerln:
- 20 g Butter
- 100 g Tofu
- 1 EL Lezithin flüssig
- 1 TL Meersalz
- 1 TL gemahlene Muskatnuss
- Vollweizengrieß nach Bedarf

■ *Zubereitungszeit:*
30 Minuten

Für 2 Portionen

- 4 große Kartoffeln
- 1/2 TL Meersalz
- 1 EL Lezithin flüssig
- 4 EL Weizenmehl

Sauce:
- 2 Schalotten
- 300 g Austernpilze
- 200 g Champignons
- 1 EL Kräuteröl
- 1/2 TL zerstoßener Kümmel
- 1 EL Mehl
- Meersalz
- Pfeffer
- 2 EL Crème fraîche
- 1 Bund Basilikum

■ **Zubereitungszeit:**
30 Minuten

Gnocchi in Pilzsauce

1 Die Kartoffeln waschen, abbürsten und vierteln. 1/4 Liter Wasser zum Kochen bringen, die Kartoffelstücke zufügen und 15 Minuten bei kleiner Hitze weich kochen.

2 Die Kartoffeln abgießen (Kartoffelwasser auffangen), schälen, zu Brei zerstampfen und abkühlen lassen.

3 Meersalz, Lezithin und Mehl zufügen und alles zu einem geschmeidigen Teig verkneten. Den Teig ruhen lassen.

4 Das Kartoffelwasser auf 1/2 Liter auffüllen und zum Kochen bringen.

5 Die Schalotten abziehen und klein schneiden, die Pilze putzen und in mundgerechte Stücke schneiden.

6 Aus dem Gnocchiteig eine fingerdicke Rolle formen und 2 Zentimeter große Stücke abschneiden. Die Gnocchi in das kochende Wasser geben und mit einer Schöpfkelle heraus-

nehmen, sobald sie nach oben steigen. Die Gnocchi in einer Schüssel am besten im Backofen warm halten.

7 Das Öl in einer Pfanne erhitzen, den zerstoßenen Kümmel darin anrösten und die gewürfelten Schalotten kurz andünsten.

8 Die Pilze zufügen, anbraten lassen, mit etwas Mehl bestäuben und mit etwas Kochsud ablöschen.

9 Die Sauce mit Meersalz und Pfeffer abschmecken und die Crème fraîche einrühren.

10 Basilikum waschen, trockenschwenken, die Blätter in Streifen schneiden und kurz vor dem Servieren über das Gericht streuen.

Pro Portion

2282/545 kJ/kcal • 13 g Eiweiß
24 g Fett • 61 g Kohlenhydrate
11 g Ballaststoffe
27 mg Cholesterin

Variation Wenn's ganz schnell gehen muss oder nur Grundvorräte im Haus sind, können sie die Pilzsauce einfach weglassen. Schwenken Sie die Gnocchi stattdessen in Sojabutter oder -sahne, alternativ können Sie auch normale Butter oder Sahne verwenden. Würze verleiht geriebener Parmesan oder Muskat.

Zitronen-Gemüse-Reis mit Kokos

1 ¹/₂ Liter Wasser mit Meersalz, Teebeutel und Ingwer zum Kochen bringen.

2 Den Reis in einem Sieb kalt waschen und abtropfen lassen.

3 Den Teebeutel und das Ingwerstück aus dem Wasser entfernen, den Reis und die tiefgefrorenen Erbsen zufügen und kurz aufkochen lassen.

4 Zucchini, Paprikaschote und Pilze waschen, putzen, in mundgerechte Stücke schneiden und zum Reis geben. Den Gemüsereis 10 Minuten auf kleiner Hitze garen lassen.

5 In einer Pfanne die Kokosraspeln ohne Fett goldbraun rösten.

6 Den Gemüsereis auf zwei Teller verteilen.

7 Die gerösteten Kokosraspeln über den Gemüsereis streuen und mit einem Klecks Sojalezithin-Mayonnaise garniert servieren.

Pro Portion
2780/597 kJ/kcal • 15 g Eiweiß
14 g Fett • 110 g Kohlenhydrate
8 g Ballaststoffe
0 mg Cholesterin

Für 2 Portionen
- ¹/₂ TL Meersalz
- 1 Teebeutel Zitronentee
- 1 kleines Stück Ingwer
- 1 Tasse Basmatireis
- 100 g tiefgefrorene Erbsen
- 100 g Zucchini
- 100 g Paprikaschote
- 100 g Champignons
- 3 EL Kokosraspeln
- 50 g Sojalezithin-Mayonnaise (siehe Grundrezept, Seite 52)

■ *Zubereitungszeit: 20 Minuten*

Bandnudeln mit Zucchini

1 1 Liter Wasser mit dem Meersalz zum Kochen bringen.

2 Die Möhren schälen und mit den Bandnudeln zufügen und 8 bis 10 Minuten garen lassen.

3 Zucchini waschen und mit einem Kartoffelschäler der Länge nach Streifen abschneiden.

4 Die Möhren herausnehmen, ebenfalls mit dem Sparschäler zu Streifen schneiden.

5 Zucchini und Möhren zu den Nudeln geben, einige Minuten mitgaren und abgießen.

6 Die Nudel-Gemüse-Mischung mit Meersalz und Pfeffer abschmecken und das Lezithin unterrühren.

7 Den Zitronenthymianzweig abbrausen, die Blättchen abzupfen und damit das fertige Gericht bestreuen.

Pro Portion
1514/362 kJ/kcal • 12 g Eiweiß
11 g Fett • 50 g Kohlenhydrate
9 g Ballaststoffe
51 mg Cholesterin

Für 2 Portionen
- 1 TL Meersalz
- 2 Möhren
- 150 g Bandnudeln
- 2 kleine Zucchini
- Meersalz
- Pfeffer
- 1 EL Lezithin flüssig
- 1 Zweig Zitronenthymian

■ *Zubereitungszeit: 20 Minuten*

Gebratene Reisnudeln mit Gemüse

Für 2 Portionen

- 200 g Reisnudeln
- 2 Möhren
- 4 Frühlingszwiebeln
- 2 Stangen Staudensellerie
- 200 g Sojasprossen
- 2 Scheiben Ananas
- 1 TL Erdnussöl
- 1 EL Lezithin flüssig
- Pfeffer
- einige Spritzer Sojasauce
- Saft 1 Limette
- 1 Bund Koriander

■ *Zubereitungszeit:*
25 Minuten

1 Die Reisnudeln in heißem Wasser 10 Minuten einweichen.

2 Möhren schälen und in wenig Wasser 10 Minuten kochen.

3 Die Frühlingszwiebeln waschen und in Ringe schneiden. Den Sellerie waschen, schälen und in Stücke schneiden. Die Sprossen abspülen und die losen Hülsen entfernen. Die Ananas in Stücke schneiden.

4 Das Erdnussöl im Wok oder in einer Pfanne erhitzen, das Lezithin zufügen und verrühren.

5 Jeweils eine Portion Gemüse anbraten, beiseite stellen und die nächste Portion braten.

6 Die abgegossenen Reisnudeln mit dem Gemüse und der Ananas unter ständigem Rühren knackig garen.

7 Die noch bissfesten Möhren aus dem Wasser nehmen, eine Möhre in feine Stifte schneiden. Bei der zweiten Möhre der Länge nach drei Kerben einschneiden und dann in Scheibchen schneiden.

8 Die Möhrenstifte und -blüten zum Nudel-Gemüse-Gemisch geben und verrühren. Pfeffern, mit der Sojasauce beträufeln und den Limettensaft über das Gericht träufeln.

9 Den Koriander waschen, trocknen, die Blätter abzupfen und grob hacken.

10 Das Gericht auf zwei Teller verteilen und mit dem Koriandergrün bestreut servieren.

Pro Portion
2454/585 kJ/kcal • 19 g Eiweiß
23 g Fett • 90 g Kohlenhydrate
8 g Ballaststoffe
0 mg Cholesterin

Info Längst hat der Wok seinen Einzug in europäische Küchen gehalten – zu Recht, denn Wokgerichte sind leicht und gesund. »Pfannenrühren« – so nennt man das Braten im Wok – ist eine besonders schonende Garmethode. Dabei wird der Wok zunächst ohne Fett erhitzt. Die hohe Temperatur sorgt dafür, dass die Oberflächen des Kochguts schnell verschlossen werden und kein wertvoller Zellsaft verloren geht. Dann wird der Wok mit Öl ausgerieben und anschließend erst das eigentliche Bratöl zugegeben. Nun steht Pfannenrührern nichts mehr im Weg!

Mais-Spinat-Rollen

Für 2 Portionen

- 1 TL Meersalz
- 1 EL Lezithin flüssig
- 100 g feines Maismehl
- 1 EL Olivenöl
- 500 g Spinat
- Pfeffer
- 1 Prise gemahlene Muskatnuss
- 2 EL Crème fraîche
- 1 rote Paprikaschote
- 2 Basilikumzweige

■ *Zubereitungszeit: 25 Minuten*

1 200 Milliliter Wasser, $1/2$ Teelöffel Salz und Lezithin verrühren, Mehl einrühren und quellen lassen.

2 Öl erhitzen, die Hälfte des Teigs hineingießen und den Fladen auf beiden Seiten jeweils 5 Minuten backen. Den zweiten Fladen ebenso ausbacken.

3 Spinat waschen und blanchieren. Den Saft ausdrücken und den Spinat grob hacken. Den Spinat mit dem restlichen Salz, Pfeffer und Muskatnuss würzen und die Crème fraîche unterrühren. Spinat auf die Fladen verteilen und aufrollen.

4 Paprikaschote waschen, entkernen und in Ringe schneiden. Basilikumblätter waschen.

5 Maisfladen mit Paprikaringen und Basilikum garnieren.

Pro Portion

1877/449 kJ/kcal • 13 g Eiweiß
25 g Fett • 38 g Kohlenhydrate
8 g Ballaststoffe
27 mg Cholesterin

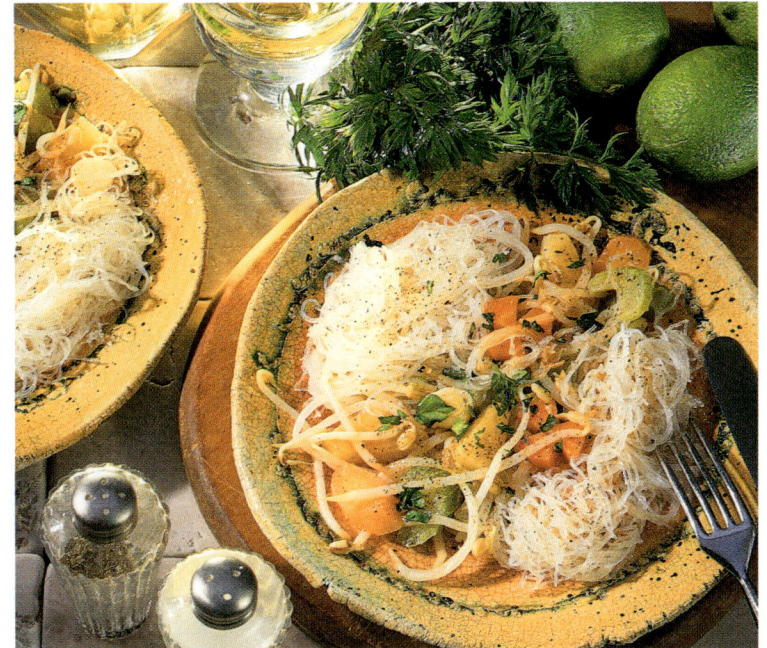

Wer Erdnussöl nicht kennt, sollte bei den gebratenen Reisnudeln zunächst vorsichtig dosieren. Es kennzeichnet sich durch seinen typischen, intensiven Erdnussgeschmack.

Pastavariationen

Natürlich mit Lezithin, und alles selbst gemacht! Das geht schneller, als Sie denken und vor allem: Es schmeckt, und Sie tanken mit jedem Bissen neue Energie! Für Ihre Kreativität bleibt auch genügend Raum, denn unsere Rezepte laden zum Weiterexperimentieren ein. Da werden die italienischen Momente zum ausgedehnten, stilvollen Genuss, und aus Ihrer Küche machen Sie ganz einfach ein italienisches Restaurant.

Pastagrundteig

Für 4 Portionen

- 300 g Mehl Type 1050
- 1/2 TL Meersalz
- 1 EL Lezithin flüssig
- 1 EL Öl

■ *Zubereitungszeit:
15 Minuten*

1 Mehl mit Salz, Lezithin, Öl und 2 Esslöffeln Wasser verkneten.

2 Den Teig mit Haushaltsfolie abgedeckt 30 Minuten im Kühlschrank ruhen lassen.

3 Den Teig ausrollen und zu Band- oder Fadennudeln schneiden oder mit der Nudelmaschine die Nudelform herstellen, die zu Ihrem Lieblingsgericht passt.

Pro Portion

1405/336 kJ/kcal • 10 g Eiweiß
8 g Fett • 55 g Kohlenhydrate
2 g Ballaststoffe
0 mg Cholesterin

Varianten Bringen Sie Farbe auf den Teller! Lezithinnudeln sind von sich aus gelb, da ist sonst nichts mehr nötig. Für rote Nudeln geben Sie 1 Esslöffel Rote-Bete-Pulver oder 2 Esslöffel Rote-Bete-Saft zum Teig. Für grüne Nudeln eignen sich Spinat, Brennnesseln, Basilikum, Liebstöckel oder die pürierte Schale einer Gurke. Besonders interessant sind braune Schokoladenspaghetti, nicht nur für Süßspeisen, denn der herbe Kakaogeschmack harmoniert auch gut mit Pikantem.

Tipp Sollten Sie den Teig mit einer Küchenmaschine oder dem Handrührgerät herstellen, kneten Sie ihn trotzdem noch am Schluss von Hand durch. Nudelteige lieben diese Streicheleinheiten und werden dadurch noch geschmeidiger.

Vollkornnudelteig

1 Die Getreidekörner fein mahlen.

2 Das Mehl mit Meersalz, Lezithin, Öl und 4 Esslöffeln Wasser zu einem geschmeidigen Teig verkneten. Den Teig mit Folie abgedeckt 30 Minuten im Kühlschrank ruhen lassen.

3 Den Teig ausrollen und zu Strudel, Lasagne oder Band-nudeln verarbeiten. Oder mit Hilfe einer Nudelmaschine die Nudelform Ihrer Wahl herstellen.

Pro Portion

611/146 kJ/kcal • 3 g Eiweiß
7 g Fett • 15 g Kohlenhydrate
2 g Ballaststoffe
0 mg Cholesterin

Für 4 Portionen

- 300 g Weizen oder Dinkel
- 1/2 TL Meersalz
- 1 EL Lezithin flüssig
- 1 EL Öl

■ *Zubereitungszeit:*
  40 Minuten

Kräutertortellini

1 Mehl mit Meersalz, Lezithin, Öl und 2 Esslöffeln Wasser zu einem geschmeidigen Teig verkneten. Den Teig mit Folie abgedeckt 30 Minuten im Kühlschrank ruhen lassen.

2 Währenddessen den Tofu mit einer Gabel zerdrücken und mit dem Lezithin und der Flüssigwürze verrühren.

3 Frühlingszwiebel waschen, klein schneiden und zufügen.

4 Die Kräuter waschen, einige Blätter zum Verzieren aufheben, den Rest durch die Kräutermühle drehen und unter den Tofu mischen. Den Parmesankäse direkt auf die Mischung reiben und alles zu einer geschmeidigen Masse verrühren.

5 Den Teig auf einer bemehlten Fläche ausrollen und 12 Quadrate à 6 Zentimeter schneiden.

6 Auf jedes Stück 1 Teelöffel Füllung geben, zu Dreiecken falten, die Ecken zur Mitte hin einschlagen und festdrücken.

7 Die Tortellini in kochendes Salzwasser geben, 5 Minuten kochen lassen und abgießen.

8 Die Butter in einer Pfanne erhitzen, die Tortellini darin schwenken und mit den zurückbehaltenen Kräutern verzieren.

Pro Portion

2329/556 kJ/kcal • 22 g Eiweiß
26 g Fett • 53 g Kohlenhydrate
4 g Ballaststoffe
24 mg Cholesterin

Für 4 Portionen

- 300 g Mehl Type 1050
- 1/2 TL Meersalz
- 1 EL Lezithin flüssig
- 1 EL Öl
Füllung:
- 150 g Tofu
- 1 EL Lezithin flüssig
- 1 EL Flüssigwürze
- 1 Frühlingszwiebel
- 1 Bund gemischte Wild- und Gartenkräuter
- 100 g Parmesankäse
- 2 EL Butter

■ *Zubereitungszeit:*
  60 Minuten

Festliche Maultaschen

Für 4 Portionen

- 500 g Mehl Type 1050
- 1 TL Meersalz
- 2 EL Lezithin flüssig
- 2 EL Öl
- 1 TL Obstessig

Füllung:
- 1 altbackenes Brötchen
- 3 Tofugrillknacker
- 1 EL Lezithin flüssig
- 1 EL Kräuter-Knoblauch-Öl
- 2 EL geröstete Pinienkerne
- 3–4 Zweige glatte Petersilie
- 1,5 l Gemüsebrühe

Sauce:
- 2 EL Olivenöl
- 1 Knoblauchzehe
- 1 EL Stärkemehl
- Sojasauce nach Bedarf

■ *Zubereitungszeit:*
60 Minuten

1 Mehl mit Meersalz, Lezithin, Öl, Essig und $\frac{1}{2}$ Liter Wasser zu einem geschmeidigen Teig verkneten. Den Teig mit Folie abgedeckt 30 Minuten im Kühlschrank ruhen lassen.

2 Das Brötchen mit $\frac{1}{2}$ Liter heißem Wasser übergießen und einige Minuten quellen lassen.

3 Die Grillknacker mit einer Gabel fein zerdrücken.

4 Das Brötchen ausdrücken, in eine Schüssel geben, die Tofumasse, Lezithin, Öl und die Pinienkerne zufügen und vermischen. Beiseite stellen.

5 Den gekühlten Teig halbieren und auf einer bemehlten Fläche zunächst eine Platte ausrollen.

6 Die zweite Teigportion nochmal halbieren und zwei sehr dünne Platten ausrollen.

7 Auf einer dünnen Platte 12 Quadrate à 6 Zentimeter aufzeichnen, jeweils einen gewaschenen und getrockneten Petersilienzweig in die Mitte legen, die zweite dünne Platte darüber legen und mit dem Nudelholz fest andrücken.

8 Gleich große Quadrate auf der ersten Platte aufzeichnen und in jede Mitte 1 Esslöffel Füllung setzen. Die Platte mit den Petersilienblättern darüber legen, die Ränder und Zwischenräume festdrücken und mit einem Teigrädchen die Quadrate ausrädeln.

9 Die Gemüsebrühe in einem weiten Topf zum Kochen bringen, die Maultaschen hineingeben und auf niedriger Temperatur ziehen lassen, bis sie nach oben steigen.

10 In einer Pfanne das Öl erhitzen, den Knoblauch abziehen, in feine Scheiben schneiden und einige Sekunden im heißen Öl schwenken.

11 Den Knoblauch mit Mehl bestäuben und mit 2 Kellen Kochwasser ablöschen. Die Sauce verrühren, mit der Sojasauce abschmecken und auf eine Servierplatte oder auf Teller verteilen.

12 Die Maultaschen mit einer Schöpfkelle vorsichtig aus dem Kochsud nehmen und in der Sauce servieren.

Pro Portion

3553/848 kJ/kcal • 25 g Eiweiß
37 g Fett • 95 g Kohlenhydrate
6 g Ballaststoffe
0 mg Cholesterin

Vollkornlasagneröllchen

1 Mehl mit Meersalz, Lezithin, Öl und 4 Esslöffeln Wasser zu einem geschmeidigen Teig verkneten. Den Teig mit Folie abgedeckt 30 Minuten im Kühlschrank ruhen lassen.

2 Den Backofen auf 220 °C (Gas Stufe 4–5) vorheizen.

3 Die passierten Tomaten erhitzen, das Sojahack einrühren, das Tomatenmark zufügen, unterrühren und 10 Minuten quellen lassen.

4 Den Teig auf einer bemehlten Fläche ausrollen und in Rechtecke von 12 × 15 Zentimeter schneiden.

5 Salzwasser zum Kochen bringen, 2 Esslöffel Öl zufügen und die Teigplatten portionsweise 5 Minuten kochen, dabei umrühren, damit sie nicht zusammenkleben. Die fertigen Teigblätter mit kaltem Wasser abschrecken.

6 Das restliche Öl erhitzen und die klein geschnittene Zwiebel darin goldgelb anbraten, das Sojahack zufügen und unter Rühren mitbraten.

7 Den Mozzarella in kleine Würfel schneiden und mit der etwas abgekühlten Masse vermischen und diese pfeffern.

8 Die Füllung gleichmäßig auf die abgetropften Teigblätter verteilen, zusammenrollen und mit der Naht nach unten in eine geölte Auflaufform geben.

9 Für die Sauce Butter in einem Topf schmelzen lassen, das Mehl zufügen, verrühren und mit einem Schuss Milch ablöschen. Mit einem Schneebesen zu einer glatten Sauce verrühren und die restliche Milch nach und nach zufügen. Mit der gekörnten Gemüsebrühe würzen und den Käse in der Sauce auflösen.

10 Die Röllchen mit der Sauce begießen und 30 Minuten überbacken.

Pro Portion

3330/795 kJ/kcal • 42 g Eiweiß
36 g Fett • 65 g Kohlenhydrate
13 g Ballaststoffe
67 mg Cholesterin

Für 4 Portionen

- 300 g fein gemahlenes Dinkelmehl
- 1/2 TL Meersalz
- 1 EL Lezithin flüssig
- 1 EL Öl

Füllung:

- 250 g passierte Tomaten
- 100 g Sojahack
- 1 EL Tomatenmark
- 1/2 TL Meersalz
- 3 EL Öl
- 1 Zwiebel
- 150 g Mozzarella
- 1/4 TL Pfeffer
- 1 EL Öl für die Form

Béchamelsauce:

- 2–3 EL Butter
- 4 EL Mehl
- 250–350 ml Milch
- 2 TL gekörnte Gemüsebrühe
- 100 g geriebener Hartkäse oder Parmesan

■ *Zubereitungszeit: 70 Minuten*

Variation Für eine klassische Lasagne werden die Teigplatten abwechselnd mit roter und weißer Sauce bestrichen, mit geriebenem Käse bestreut und überbacken.

Für 4 Portionen

- 300 g Mehl Type 1050
- 1/2 TL Meersalz
- 1 EL Lezithin flüssig
- 1 EL Öl
- 4 EL kohlensäurehaltiges Mineralwasser
- 2 EL Butter
- 1/2 Bund glatte Petersilie

■ *Zubereitungszeit: 30 Minuten*

Hausmacherspätzle

1 Mehl mit Meersalz, Lezithin, Öl und Mineralwasser zu einem glatten Teig verkneten, bis er Blasen wirft.

2 2 Liter Salzwasser in einem großen Topf zum Kochen bringen.

3 Den Spätzleteig portionsweise durch ein Spätzlesieb in das kochende Wasser geben und sofort herausnehmen, wenn sie nach oben steigen.

4 Butter schmelzen und die Spätzle darin schwenken.

5 Petersilie waschen, die Blätter abzupfen und klein schneiden. Die Spätzle mit der Petersilie bestreut servieren.

Pro Portion

1537/367 kJ/kcal • 9 g Eiweiß
12 g Fett • 51 g Kohlenhydrate
3 g Ballaststoffe
12 mg Cholesterin

Für 4 Portionen

- 1 Rezept Hausmacherspätzle (siehe oben)
- 2 Gemüsezwiebeln
- 2 Knoblauchzehen
- 2 EL Butter
- 250 g geriebener Hartkäse

■ *Zubereitungszeit: 35 Minuten*

Käsespätzle

1 Den Spätzleteig nach Rezept zubereiten. Salzwasser zum Kochen bringen.

2 Zwiebeln und Knoblauch abziehen, Zwiebeln in Ringe, den Knoblauch in Scheiben schneiden.

3 Inzwischen die Butter erhitzen und die Zwiebeln goldgelb anbraten, am Schluss den Knoblauch zufügen, aber nicht bräunen lassen.

4 Die Spätzle portionsweise kochen, in eine feuerfeste Schüssel geben und zwischen jede Lage den Käse verteilen.

5 Zwiebeln und Knoblauch darauf verteilen, nach Belieben den Käse 5 Minuten im Backofen schmelzen lassen und servieren.

Varianten Spinatspätzle:
Statt Wasser 250 Gramm pürierten Spinat zum Spätzleteig geben und mit Pfeffer und gemahlener Muskatnuss abschmecken.

Sauerkrautspätzle:
125 Gramm Sauerkraut durch den Fleischwolf drehen und anstelle der Flüssigkeit zum Spätzleteig geben.

Pro Portion

2792/667 kJ/kcal • 28 g Eiweiß
31 g Fett • 60 g Kohlenhydrate
7 g Ballaststoffe
70 mg Cholesterin

Sojadips und -remouladen

Kalte Würzsaucen und pfiffige Dips dürfen in der Lezithinküche nicht fehlen! Damit zaubern Sie aus einfachen Kartoffeln eine schmackhafte Zwischenmahlzeit oder aus einem Reis- oder Nudelrest einen köstlichen Salat – besonders wertvoll mit einer Extraportion Lezithin! Sie können Dips aber auch pur genießen – auf Rohkost oder Brot.

Grüner Tofudip

1 Den Tofu durch ein Sieb streichen. Das Öl und das Lezithin zugeben und – am besten mit dem Handrührgerät – zu einer geschmeidigen Paste verrühren.
2 Den Knoblauch abziehen und zerdrücken. Mit den übrigen Zutaten untermischen.

3 Mit Salz und Pfeffer abschmecken.

Gesamt
2208/525 kJ/kcal • 58 g Eiweiß
43 g Fett • 5 g Kohlenhydrate
0 g Ballaststoffe
0 mg Cholesterin

Remouladendip

Zwiebel abziehen. Kräuter waschen und trockentupfen. Zwiebel, Kräuter und Gurke fein hacken. Mit den Kapern unter die Mayonnaise heben.

Gesamt
1320/320 kJ/kcal • 8 g Eiweiß
127 g Fett • 4 g Kohlenhydrate
2 g Ballaststoffe
0 mg Cholesterin

Tomatenmayonnaise

Mayonnaise wie im Grundrezept beschrieben vorbereiten und mit Tomatenmark, Petersilie, Pfeffer und Zucker verrühren.

Gesamt
5099/1218 kJ/kcal • 3 g Eiweiß
127 g Fett • 8 g Kohlenhydrate
2 g Ballaststoffe
0 mg Cholesterin

Für 250 Gramm

- 200 g Tofu
- 2 EL Sojaöl
- 1 EL Lezithin flüssig
- 2 Knoblauchzehen
- 1 EL Sojasauce
- je 2 EL fein gehackte Kräuter (Liebstöckel, Basilikum, Petersilie, Kerbel oder Schnittlauch)
- Meersalz, Pfeffer

Für 250 Gramm

- 1 kleine Zwiebel
- gemischte Kräuter
- 1 Gewürzgurke
- 1 EL Kapern
- 250 g Sojalezithin-Mayonnaise (siehe Grundrezept, Seite 52)

Für 250 Gramm

- 250 g Sojalezithin-Mayonnaise (siehe Grundrezept, Seite 52)
- 2 EL Tomatenmark
- 1 EL gehackte Petersilie
- 1/4 TL schwarzer Pfeffer
- 1/4 TL Zucker

■ *Zubereitungszeiten: jeweils 10 Minuten*

Für 250 Gramm

- 250 g Sojalezithin-Mayonnaise (siehe Grundrezept, Seite 52)
- 4 EL frisch gehackte Kräuter (z. B. Petersilie, Liebstöckel, Zitronenmelisse, Majoran)

■ *Zubereitungszeit: 10 Minuten*

Für 250 Gramm

- 250 g Sojalezithin-Mayonnaise (siehe Grundrezept, Seite 52)
- 1 TL Currypulver
- 1 TL Johannisbeergelee

■ *Zubereitungszeit: 10 Minuten*

Kräutermayonnaise

1 Mayonnaise nach dem Grundrezept zubereiten.
2 Die gehackten Kräuter zur Sojalezithin-Mayonnaise geben und alle Zutaten zu einer cremigen Paste verrühren.

Gesamt
5167/1234 kJ/kcal
4 g Eiweiß • 127 g Fett
9 g Kohlenhydrate
3 g Ballaststoffe
0 mg Cholesterin

Currymayonnaise

1 Mayonnaise nach dem Grundrezept zubereiten.
2 Die Sojalezithin-Mayonnaise mit Currypulver und Johannisbeergelee verrühren.

Gesamt
5148/1229 kJ/kcal • 2 g Eiweiß
126 g Fett • 12 g Kohlenhydrate
2 g Ballaststoffe
0 mg Cholesterin

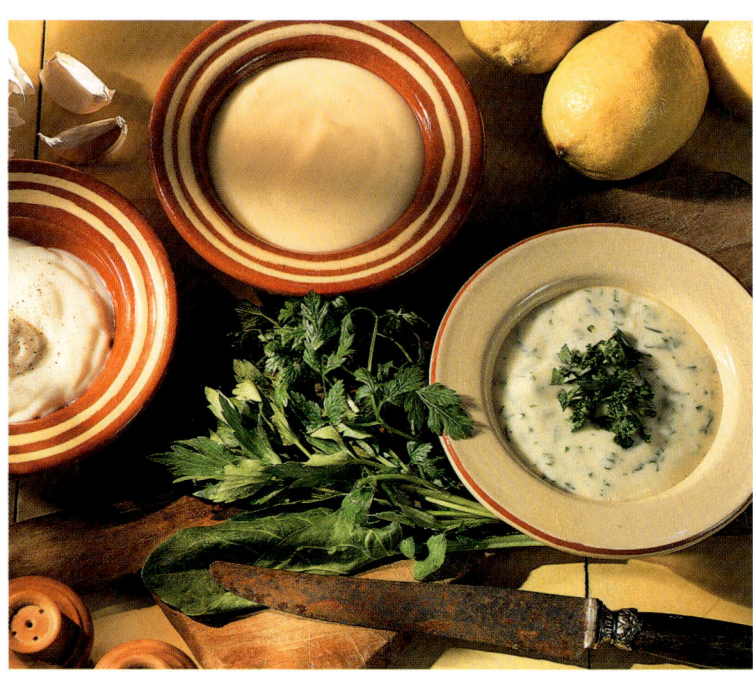

Grundlage dieser Mayonnaisen ist die Sojalezithin-Mayonnaise von Seite 52. Frische Kräuter oder Curry geben den Dips einen kräftigen Geschmack.

Mehlspeisen, Kuchen und Desserts

Wenn Sie zu den Naschkatzen gehören, wenn für Sie ein Menü ohne den krönenden Abschluss mit einem Dessert keine richtige Mahlzeit ist, Sie aber auch die Gesundheit nicht zu kurz kommen lassen möchten, dann probieren Sie doch einmal eines der folgenden Rezepte aus. Denn neben Lezithin enthalten diese süßen Köstlichkeiten noch viele andere Muntermacher: Honig und brauner Zucker liefern Energie, Früchte sorgen für Vitamine und Milch und Milchprodukte für eine Extraportion Kalzium.

Reiscreme mit Apfelkaramell

1 Die Butter in einer Pfanne erhitzen, den Zucker unter ständigem Rühren karamellisieren und beiseite stellen.

2 Den Basmatireis in kaltem Wasser waschen und abtropfen lassen.

3 Die Milch mit Meersalz und den Teebeuteln zum Kochen bringen. Die Teebeutel entfernen, den Basmatireis zufügen und 3 Minuten bei geringer Hitze kochen lassen.

4 Die Speisestärke in kaltem Wasser anrühren, zufügen und verrühren.

5 Den Reis bei ausgeschalteter Kochstelle weitere 5 Minuten ausquellen lassen. Danach das Lezithin unterrühren.

6 Den Apfel schälen, entkernen, in kleine Würfel schneiden und mit dem Zitronensaft beträufeln.

7 Die Apfelwürfel zum karamellisierten Zucker geben und kurz andünsten.

8 Die Apfelwürfel auf 6 Förmchen oder Teetassen verteilen und den Reis darauf geben. Etwas festdrücken und die Masse im Kühlschrank erkalten lassen.

9 Die Zitronenmelisse waschen und trocknen. Die erkaltete Reiscreme auf kleine Teller stürzen und mit Zitronenschalenkringeln und Zitronenmelisse garniert servieren.

Pro Portion

1151/274 kJ/kcal • 5 g Eiweiß
8 g Fett • 43 g Kohlenhydrate
1 g Ballaststoffe
18 mg Cholesterin

Für 6 Portionen

- 2 EL Butter
- 100 g brauner Zucker
- 150 g Basmatireis
- $1/2$ l Milch
- 1 Prise Meersalz
- 2 Beutel Zitronenverbenentee (Reformhaus)
- 1 EL Speisestärke
- 1 EL Lezithin flüssig
- 1 großer Apfel
- 2 EL Zitronensaft
- frische Zitronenmelisse
- 6 Zitronenschalenkringel

■ *Zubereitungszeit: 20 Minuten*

Für 4 Portionen

- $^1/_2$ l Bananennektar
- 1 gehäufter TL Agar-Agar
- 2 Bananen

Nussschaum:
- 1 Tasse gemischte Nüsse
- 1 EL Honig
- 200 g Sahne
- 1 EL Haselnusskrokant

■ *Zubereitungszeit:*
25 Minuten

Fruchtgelee auf Nussschaum

1 Den Bananennektar zum Kochen bringen.

2 Agar-Agar mit 2 Esslöffeln Wasser anrühren, zum Bananennektar geben und 1 Minute kochen lassen.

3 Die Bananen schälen, in dünne Scheibchen schneiden und dazugeben. Die Flüssigkeit in kleine Schälchen füllen und 20 Minuten kühl stellen.

4 Für die Sauce die Nüsse mit dem Honig fein mahlen.

5 Die Sahne steif schlagen und die Nüsse unterziehen.

6 Den Nussschaum auf flache Dessertschalen verteilen, das Gelee darauf stürzen und mit Haselnusskrokant garnieren. Sofort servieren.

Pro Portion

2089/499 kJ/kcal • 11 g Eiweiß
33 g Fett • 36 g Kohlenhydrate
5 g Ballaststoffe
55 mg Cholesterin

Info Bananen sollten aus kontrolliert biologischem Anbau stammen. Herkömmliche Bananen sind mit so viel Chemikalien behandelt, dass sogar nach dem zehntenmal Händewaschen noch immer Reste davon an den Händen nachzuweisen waren.

Sterntaler

1 Die Karambole waschen, trockentupfen und in Scheiben schneiden.

2 Schwarze oder dunkelblaue Teller mit Puderzucker bestäuben und mit Sternfruchtscheiben belegen. 4 Scheiben beiseite legen.

3 Den Tofu in einen Mixbecher geben, den Honig und die Bourbonvanille zufügen und pürieren. Die Masse 20 Minuten kühlen.

4 Mit einem angefeuchteten Löffel die Tofumasse auf die »Sterne« setzen und mit den vier übrigen Karambolescheiben abdecken. Mit den Blüten garniert servieren.

Pro Portion

668/160 kJ/kcal • 22 g Eiweiß
4 g Fett • 9 g Kohlenhydrate
1 g Ballaststoffe
0 mg Cholesterin

Für 4 Portionen

- 2 Karambole (Sternfrüchte)
- 2 EL Puderzucker
- 250 g Tofu
- 3 EL Honig
- $^1/_2$ TL Bourbonvanille
- 8 Veilchen- oder Stiefmütterchenblüten

■ *Zubereitungszeit:*
25 Minuten

Beerentorte auf Krümelteig

1 Das Mehl in eine große Schüssel sieben, Meersalz und Zucker zufügen und verrühren.
2 Öl, Lezithin und Milch verquirlen und über das Mehl gießen. Mit einer Gabel verrühren, bis die Masse krümelig aussieht.
3 Den Teig in eine gefettete Springform (26 Zentimeter Durchmesser) drücken und den Teig im vorgeheizten Backofen bei 190 °C (Gas Stufe 3) 15 Minuten backen.
4 Die Erdbeeren waschen und abtropfen lassen. Die Blätter abzupfen und die Hälfte der Beeren grob hacken.
5 Den Schichtkäse abtropfen lassen und in eine Rührschüssel geben. Die Schale der gewaschenen Orangenschale abreiben, den Saft auspressen und beides zum Schichtkäse geben.
6 Honig und Lezithin zugeben und alles cremig rühren.

7 Die gehackten Erdbeeren auf dem Tortenboden verteilen und die Creme darauf verstreichen.
8 Den Kuchen wieder zurück in den Backofen geben und 30 bis 40 Minuten backen.
9 Den Kuchen bei geöffneter Backofentür abkühlen lassen. Dann die restlichen Erdbeeren darauf verteilen.
10 Das Johannisbeergelee in einem Topf erhitzen, bis es flüssig ist und auf die Früchte streichen.
11 Die Sahne steif schlagen. Die völlig abgekühlte Torte mit der Schlagsahne und den Erdbeerblättern verzieren.

Pro Portion

3102/740 kJ/kcal • 16 g Eiweiß
35 g Fett • 82 g Kohlenhydrate
6 g Ballaststoffe
32 mg Cholesterin

Für 4 Portionen

- 200 g Mehl
- $1/4$ TL Meersalz
- 2 TL Zucker
- 60 ml Pflanzenöl
- 1 EL Lezithin flüssig
- 6 TL Milch
- Butter für die Form

Belag:
- 500 g Erdbeeren
- 350 g Schichtkäse
- 1 unbehandelte Orange
- 3 EL Klee- oder Berghonig
- 1 EL Lezithin flüssig
- $1/2$ Glas Johannisbeergelee
- 200 g Sahne
- einige Erdbeerblätter

■ *Zubereitungszeit: 60 Minuten*

Info Schlemmen ohne Reue, denn diese Torte ist eine kleine Vitaminbombe! Das hier verwendete Obst steht nämlich ganz oben auf der Hitliste der Vitamin-C-haltigen Früchte: Pro 100 Gramm enthalten Schwarze Johannisbeeren 189 Milligramm Vitamin C, gefolgt von Erdbeeren mit 62 und Orangen mit 50 Milligramm. Zur Orientierung: Täglich sollte ein Erwachsener mindestens 75 Milligramm Vitamin C zu sich nehmen.

Walnussbrot

Für 6–8 Portionen

- 350 g Vollkornmehl
- 1 Päckchen Trockenhefe
- 1 TL Meersalz
- 1 EL Lezithin flüssig
- 150 g gehackte Walnüsse
- Öl zum Bestreichen

■ *Zubereitungszeit:*
120 Minuten

1 Aus Vollkornmehl, Hefe, Meersalz, Lezithin und 180 Milliliter lauwarmem Wasser einen kompakten Hefeteig bereiten.
2 Die Walnüsse von Hand einarbeiten, den Teig zu einer Kugel formen, auf ein Backblech legen, mit Folie abdecken und an einem warmen Ort 60 bis 90 Minuten aufgehen lassen.
3 Den Backofen auf 190 °C (Gas Stufe 3) vorheizen.
4 Den Teig mit Öl bestreichen und die Oberseite mit einem spitzen Messer einige Male einkerben.
5 Das Brot 20 bis 25 Minuten backen. Das Brot ist fertig, wenn der Boden beim Daraufklopfen hohl klingt. Das fertige Brot auf einem Gitter auskühlen lassen.

Pro Portion

1213/289 kJ/kcal • 11 g Eiweiß
9 g Fett • 39 g Kohlenhydrate
7 g Ballaststoffe
0 mg Cholesterin

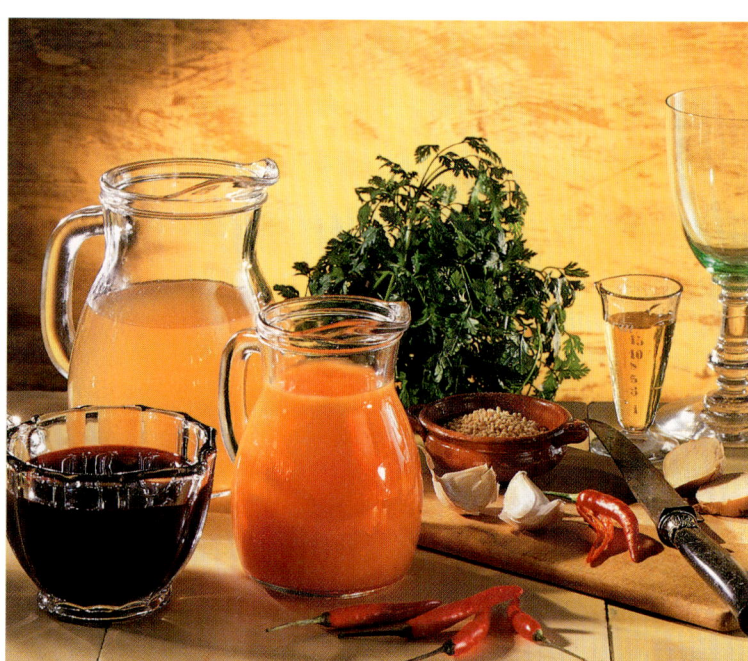

Der »Hexenspaß«, ein scharfer Drink aus Gemüsesäften, Kerbel, Knoblauch, Chili, Ingwer und Lezithingranulat, gibt viel Power.

Tolle Gesundheitsdrinks

Dies ist die charmanteste Art, die Vorteile von Lezithin zu genießen. Ob Sie damit in den Tag starten, sich am Arbeitsplatz oder in der Schule zwischendurch fit-trinken, oder am Abend bei einem Glas relaxen. Dabei muss ein Gesundheitstrunk nicht unbedingt langweilig sein, sondern kann wie bei unseren Rezepten höchst interessant schmecken!

Energiecocktail

1 Die Hälfte des Safts in einen Rührbecher oder Mixer füllen, Weizenkeime, Lezithin und Mandelmus zugeben und pürieren, bis der Drink cremig ist.
2 Den restlichen Apfelsaft zufügen und verquirlen. Den Drink möglichst in ein hohes Glas füllen. Die Sonnenblumenkerne in dem Öl rösten. Den Cocktail mit den Kernen garnieren und sofort servieren.

Pro Portion
1112/267 kJ/kcal • 5 g Eiweiß
15 g Fett • 24 g Kohlenhydrate
5 g Ballaststoffe
0 mg Cholesterin

Für 1 Portion

- 250 ml naturtrüber Apfelsaft
- 1 TL Weizenkeime
- 1 TL Lezithin flüssig
- 1 TL Mandelmus
- 1 EL Sonnenblumenkerne
- 2 TL Öl

■ *Zubereitungszeit:*
10 Minuten

Hexenspaß

1 Rote-Bete-Saft in einen Rührbecher oder Mixer füllen.
2 Kerbel waschen, einige Blätter zum Verzieren aufheben, den Rest grob schneiden und in den Mixbecher geben.
3 Den Honig, die abgezogenen Knoblauchzehen, die Chilischote und die geschälten, grob zerhackten Ingwerwurzeln zufügen und alles fein pürieren. Lezithingranulat sowie Möhren- und Sauerkrautsaft zugeben und verquirlen.
4 Den Drink in vier Rotweinkelche gießen und jedes Glas mit einigen Kerbelblättern garniert servieren.

Pro Portion
613/146 kJ/kcal • 2 g Eiweiß
10 g Fett • 9 g Kohlenhydrate
4 g Ballaststoffe
0 mg Cholesterin

Für 4 Portionen

- 250 ml Rote-Bete-Saft
- 1 Bund Kerbel
- 1 TL Honig
- 2 Knoblauchzehen
- 1/2 Chilischote ohne Kerne
- 2 Stück Ingwerwurzel (2 cm)
- 2 EL Lezithingranulat
- 250 ml Möhrensaft
- 250 ml Sauerkrautsaft

■ *Zubereitungszeit:*
15 Minuten

Für 4 Portionen

- 1 Salatgurke
- 1 TL Hefeflocken
- 2 EL Lezithingranulat
- 4 EL gekeimte Kürbiskerne
- 250 ml Buttermilch
- ¹/₂ l gekühlter Pfefferminztee
- einige Blättchen frische Minze

■ *Zubereitungszeit:*
  5–10 Minuten

Für 4 Portionen

- 500 g Tomaten
- 2 EL Lezithin flüssig
- 1 Bund Basilikum
- 2 TL eingelegter grüner Pfeffer
- 250 g Kefir
- 250 ml Tomatensaft
- 1 EL Tabasco
- 4 TL Sauerrahm

■ *Zubereitungszeit:*
  15 Minuten

Grüne Heide

1 Die Salatgurke waschen, in Stücke schneiden, in den Mixer geben. Hefeflocken, Lezithingranulat und Kürbiskerne zufügen und alles fein pürieren.
2 Die Buttermilch und den Pfefferminztee unterrühren. Den Drink auf vier Longdrinkgläser verteilen.

3 Den Cocktail mit der frischen Minze garnieren und sofort servieren.

Pro Portion

909/216 kJ/kcal • 7 g Eiweiß
18 g Fett • 5 g Kohlenhydrate
1 g Ballaststoffe
2 mg Cholesterin

Paradeiserflip

1 Die Tomaten überbrühen, abziehen, entkernen, würfeln und im Mixer mit dem Lezithin fein pürieren.
2 Basilikum waschen, einige Blättchen zum Verzieren aufheben, den Rest grob hacken und in den Mixer geben.
3 Vom eingelegten Pfeffer einige Körner zurückbehalten, den Rest im Mixer mit den übrigen Zutaten fein pürieren.
4 Kefir, Tomatensaft und Tabasco zufügen und verquirlen.

5 Den Tomatenflip in vier Gläser füllen.
6 Jeweils auf einen Cocktail 1 Teelöffel Sauerrahm geben. Mit den restlichen Pfefferkörnern bestreuen und mit den Basilikumblättchen garnieren. Sofort servieren.

Pro Portion

801/191 kJ/kcal • 5 g Eiweiß
14 g Fett • 9 g Kohlenhydrate
4 g Ballaststoffe
12 mg Cholesterin

Info Im poetischen Sprachgebrauch wird die Tomate auch als Paradiesapfel bezeichnet. Die Österreicher geben ihr daher auch den Namen Paradeiser.
Kefir, Buttermilch oder Sahne peppen diese Lezithincocktails auf, denn sie liefern viel Vitamin A, B2 und B12 für eine gute Sehkraft und die Bildung roter Blutkörperchen.

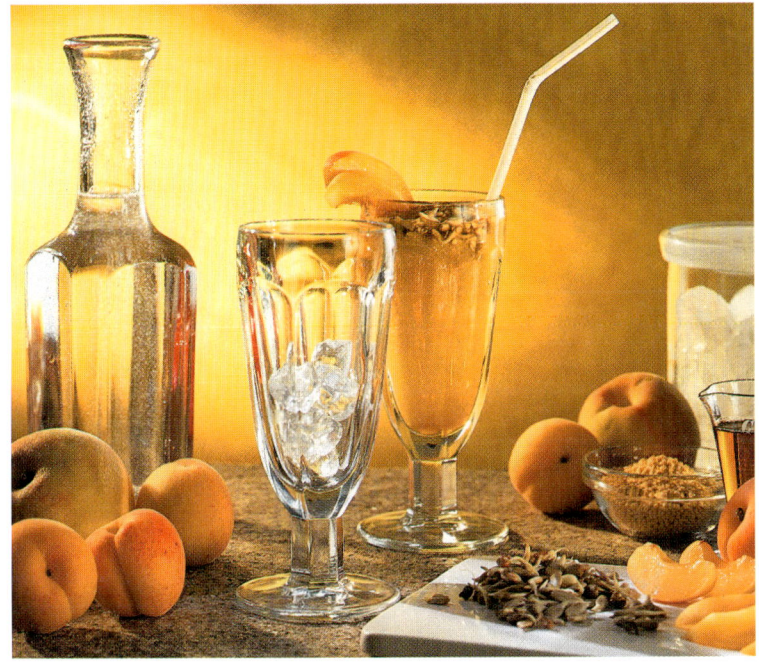

Viele köstliche Zutaten sind die Grundlage des fruchtigen Oasedrinks. Das kohlensäurehaltige Mineralwasser gibt ihm eine prickelnde und erfrischende Note.

Oase

1 Die Hälfte des Apfelsafts in einen Mixer füllen.

2 Die Pfirsiche und Aprikosen waschen, die Steine entfernen, jeweils 4 dünne Scheiben abschneiden und zum Garnieren aufheben, den Rest würfeln.

3 Die Fruchtstücke im Mixer pürieren, Lezithingranulat zugeben, mit dem restlichen Apfelsaft und dem Mineralwasser aufgießen und verquirlen.

4 Das zerstoßene Eis in vier Gläser verteilen, den pürierten Saft darüber gießen und mit den zurückbehaltenen Pfirsich- und Aprikosenspalten garnieren.

5 Die Sonnenblumenkerne grob hacken, darüber streuen und mit dem Ahornsirup beträufeln. Mit dicken Trinkhalmen und langstieligen Löffeln servieren.

Pro Portion

855/205 kJ/kcal • 2 g Eiweiß
12 g Fett • 20 g Kohlenhydrate
3 g Ballaststoffe
0 mg Cholesterin

Für 4 Portionen

- 250 ml naturtrüber Apfelsaft
- 2 Pfirsiche
- 2 Aprikosen
- 2 EL Lezithingranulat
- 250 ml kohlensäurehaltiges Mineralwasser
- 1 Tasse zerstoßenes Eis
- 4 TL gekeimte Sonnenblumenkerne
- 4 TL Ahornsirup

■ *Zubereitungszeit: 15 Minuten*

Für 4 Portionen

- 250 ml Sauerkirschsaft
- 2 EL Lezithingranulat
- 250 ml Holundersaft
- 250 ml Traubensaft
- 4 EL Sanddornsaft
- 4 Zitronenscheiben
- 8 Himbeeren
- 4 Zitronenmelissezweige

■ *Zubereitungszeit:*
15 Minuten

Spätsommertraum

1 Den Sauerkirschsaft mit Lezithin im Mixer verquirlen. Holunder-, Trauben- und Sanddornsaft unterrühren und den Saft auf vier Stielgläser verteilen.
2 Auf jedes Glas eine Zitronenscheibe legen, Himbeeren und Zitronenmelisse darauf legen und jeweils 2 Trinkhalme durch die Zitrone stecken.

Pro Portion
780/186 kJ/kcal • 2 g Eiweiß
12 g Fett • 15 g Kohlenhydrate
4 g Ballaststoffe
0 mg Cholesterin

Info Dieser Drink enthält jede Menge Vitamine, z. B. Vitamin C (steckt im Sanddorn) und Vitamin E (liefern die Himbeeren).

Für 4 Portionen

- 1 Tasse Kokosraspeln
- 125 g Sahne
- 2 EL Lezithingranulat
- 1 Tasse gekeimte Kürbiskerne
- 1 unbehandelte Orange
- 1 TL gemahlener Kardamom
- 2 Messerspitzen Ingwerpulver
- 1/2 l kalte Milch
- 4 TL grober Zucker
- 1 TL Zimtpulver

■ *Zubereitungszeit:*
15 Minuten

Schneegestöber

1 Kokosraspeln, Sahne, Lezithingranulat und Kürbiskerne in einen Rührbecher oder Mixer geben und fein pürieren.
2 Die Orange waschen, abtrocknen, mit einem Julienneschäler dünne Streifen von der Schale abziehen, einige zum Garnieren aufheben, den Rest in den Mixer geben.
3 Kardamom und Ingwer zufügen, nochmals pürieren, mit der Milch auffüllen und verquirlen.
4 Zucker und Zimt auf einem kleinen, flachen Teller vermischen.
5 Die Orange halbieren, jedes Glas mit dem oberen Rand einige Millimeter in die Orangenhälfte stecken und in die Zimt-Zucker-Mischung eintauchen. Aus der restlichen Orangenhälfte 2 Scheiben abschneiden und halbieren.
6 Den Drink auf die Gläser verteilen und jeweils 1/2 Orangenscheibe darauf legen. Mit den Orangenschalen verzieren, jeweils 1 dicken Trinkhalm in das Glas stecken und sofort servieren.

Pro Portion
2867/683 kJ/kcal • 14 g Eiweiß
54 g Fett • 30 g Kohlenhydrate
7 g Ballaststoffe
49 mg Cholesterin

Über die Autorin

Brigitta Klingel widmet sich im Besonderen der Umstellung auf vegetarische Ernährung. Sie setzt neueste Erkenntnisse der Naturmedizin ein, um in der veganen und vegetarischen Ernährung Mangelerscheinungen auszuschließen. Dieser Aspekt ist ihr genauso wichtig, wie guter Geschmack und Einfachheit der von ihr entwickelten Rezepte. Mit dem Thema »Lezithin« beschäftigte sie sich schon seit langer Zeit, um über die spektakulären Erkenntnisse über den »Stoff«, aus dem das Leben besteht, zu informieren.

Von ihr gibt es weitere Ernährungsratgeber: »Soja und Tofu«, »Vegetarische Grillspezialitäten«, »Vegan-Küche«, »Neue vegetarische Rezeptideen« und die »Algenküche« sowie das Taschenbuch »Vegetarische Küche«.

Hinweis

Das vorliegende Buch ist sorgfältig erarbeitet worden. Dennoch erfolgen alle Angaben ohne Gewähr. Weder Autorin noch Verlag können für eventuelle Nachteile oder Schäden, die aus den im Buch gemachten praktischen Hinweisen resultieren, eine Haftung übernehmen.

Literatur

AID, Bonn: Anders essen bewusst leben. Video 1996
Bankhofer, Prof. Hademar: Lezithin. Kneipp-Verlag Leoben 1997
Ford, Barbara: Future Food. William Morrow 1978
Klingel, Brigitta: Exemplarisch Vegetarisch. Verlag SK-Publikationen Hof/ Saale 1995
Oberbeil, Klaus: Sprossen, Keime, Kerne. Südwest-Verlag 1998
Singh, Rajinder: Heilende Meditation. Urania Verlag 1996
Wade, Carlson: Lecithin Book. Keats Publishing, Connecticut 1980
Winter, Arthur und Ruth: Eat Right Be Bright. St. Martin's Press, New York 1988
Winter, Ruth M. S.: Super Soy – The Miracle Bean 1996

Bildnachweis

Herrmann, Nikolaus: 59, 69, 73, 79, 86, 90, 93; Mauritius, Mittenwald: 4 (Rosenfeld), 22 (Hubatka), 33 (Pelka); Rees Peter, Köln: Titel; Südwest Verlag, München: 11, 45 (jump / K. Vey), 48 (D. Albrecht); Tony Stone, München: 1, 26 (A. Sacks), 37 (F. Herholdt); Transglobe Agency, Hamburg: 6 (Ch. Andreason), 14 (Fine Food Photography), 21 (Kanicki), 34 (Popperfoto: The Book), 42 (A. Schroeder); 50 (TWFS / TB).

Bezugsquellen

Die im Buch angegebenen Produkte erhalten Sie in Reformhäusern, Naturkostläden und beim Vegi-Versand, Diffenestr. 10a–c, 68169 Mannheim, Telefon 06 21 / 7 62 88 32.

Impressum

© 1999 Südwest Verlag GmbH in der Verlagshaus Goethestraße GmbH & Co. KG, München
Alle Rechte vorbehalten. Nachdruck – auch auszugsweise – nur mit Genehmigung des Verlags.

Redaktion:
Martina Solter, Constanze Lüdicke
Projektleitung und ökotrophologische Fachberatung:
Susanne Kirstein
Redaktionsleitung:
Michaela Röhrl
Bildredaktion:
Gabriele Feld
Produktion:
Manfred Metzger
Umschlag:
Heinz Kraxenberger, München
DTP:
satz & repro Grieb, München
Druck:
Color Offset, München
Bindung:
Oldenbourg, München

Printed in Germany

Gedruckt auf chlor- und säurearmcm Papicr

ISBN: 3-517-07854-9

Sachregister

Rezepteregister